你的颈、背、腰怎么了？

董有康　向勇　主编

YNK 云南出版集团

云南科技出版社

·昆明·

图书在版编目（CIP）数据

你的颈、背、腰怎么了？/ 董有康, 向勇主编. --
昆明 : 云南科技出版社, 2022.4
（常见病针灸推拿导引防治科普系列丛书 / 董有康
主编）
ISBN 978-7-5587-4032-9

Ⅰ. ①你… Ⅱ. ①董… ②向… Ⅲ. ①颈肩痛—针灸
疗法②颈肩痛—推拿③背腰骶部穴位—针灸疗法④背腰骶
部穴位—推拿 Ⅳ. ①R246.2②R274.915

中国版本图书馆CIP数据核字(2022)第054072号

你的颈、背、腰怎么了？

NI DE JING, BEI, YAO ZENME LE?

董有康　向　勇　主编

出 版 人：温　翔
策　　划：高　亢
责任编辑：赵敏杰
排版设计：长策文化
责任校对：张舒园
责任印制：蒋丽芬

书　　号：ISBN 978-7-5587-4032-9
印　　刷：昆明亮彩印务有限公司
开　　本：889mm × 1194mm　1/32
印　　张：7.875
字　　数：246千字
版　　次：2022年4月第1版
印　　次：2022年4月第1次印刷
定　　价：68.00元

出版发行：云南出版集团　云南科技出版社
地　　址：昆明市环城西路609号
电　　话：0871-64192481

本系列丛书资助基金与项目：

·国家自然科学基金地区基金（81860884）
·青年岐黄学者支持项目
·云南省中医药学科带头人培养项目
·云南省中医药学科带头人后备人才培养项目
·云南省中青年学术和技术带头人后备人才项目（202105AC160052）
·云南省基础研究计划中医联合面上项目〔2019FF002（-024），
 202001AZ07001-（022）〕

"常见病针灸推拿导引防治科普系列丛书"
《你的颈、背、腰怎么了?》编委会

总主编
董有康

本册主编
董有康 向 勇

副主编
邵长丽 段连海

编 委
（按姓氏拼音排序）

蔡东明	陈智鹏	段连海	樊再云	贡 君	胡安丽	胡 杨	李晓斌
李月明	刘金华	龙 毅	骆玉翠	缪作雄	彭 强	沈飞飞	谭 方
田启东	吴伦慧	肖春鹏	徐 煜	杨家棒	杨 隽	杨铁军	尹 静
岳 阳	张红娟	张婧宇	张 强	张世波	赵云云	朱迁旭	邹 梅

秘 书
段连海

总序

现代工作方式和生活习惯的改变，影响人类健康的疾病谱也发生了变化。脊柱及骨关节疾病的发生率持续上升，并呈年轻化趋势，已经成为社会和广大民众关注的健康问题。世界卫生组织WHO的研究表明：对于非传染性慢性疾病的发生，人的生活方式和行为的作用远远大于生物学因素，而脊柱及骨关节疾病的发病与人们的日常生活行为密切相关。了解疾病的发病因素，养成良好的生活习惯，对于非传染性慢性疾病的预防至关重要。针灸推拿导引是祖国医学伟大宝库中的瑰宝，数千年来为中华民族的健康做出了巨大的贡献，对100余种疾病具有显著疗效。1973年长沙马王堆出土的"帛画导引图"记载了44种形态各异的防治疾病的锻炼方法，为后世自我保健功法的完善打下了的坚实基础。

《灵枢·逆顺》云："……，上工治未病，不治已病……"唐代著名医学家孙思邈在《千金要方》亦提出"上医医未病之病"，未雨绸缪，重在预防。治未病理念的提出，对于转变人们对疾病的认识和预防意义深远。

董有康博士从事针灸推拿医疗、教学、科研工作二十余年，既有扎实的中西医理论基础，又有丰富的临床经验。敏而好学，孜孜不倦，爱之乐之，不懈追求，激情工作，富有创新精神。2020年，董有康博士先后入选国家中医药管理局青年岐黄学者、云南省中青年学术和技术带头人培养对象、云南省中医药学科带头人及云南省优秀青年中医。由董有康博士主编的"常见病的针灸推拿导引防治科普系列丛书"从祖国医学治未病的角度，将晦涩枯燥的中西医学术语，用通俗易懂的文字，把针灸推拿导引方法与常见病的防治联系起来，深入浅出地介绍针灸推拿导引的适宜技术。丛书图文并茂，易学易记，新颖实用，有利于普及针灸推拿导引的知识和常见病的防治。

导引者，"摇筋骨，动支节"，所谓"导气令和，引体令柔"。和则气机条畅，气血通达；柔则筋强骨健，机关滑利。针灸推拿导引结合，充分发挥中医特色技术防治疾病的优势，体现治未病思想，更好地为人民群众服务。有健康的身体，才有幸福的人生，这是本丛书编写的初衷。

值本科普系列丛书付梓出版之际，拙书数言，姑为总序。

云南省中医医院
云南省针灸推拿康复医院推拿科主任
王春林
壬寅年二月

序言

　　现在人们的工作生活节奏快，手机电脑使用频繁，低头伏案久坐时间长，户外运动甚少，加之熬夜多晒太阳少，致阳虚寒湿体质的人群增多，寒湿瘀阻经脉而致诸多疾病发生，正如《素问·生气通天论》载："阳气者若天与日，失其所则折寿而不彰。"临床常见的颈肩腰腿痛及骨关节的发病率更是逐年上升，呈现年轻化、普遍化的发展态势，给家庭社会带来较大负担。我国人口基数大，医疗资源有限，患者到医院诊治需花费较多的时间和精力，因此寻找简便易行的自我治疗方法，倍受患者的关注。

　　针灸推拿导引方法属绿色自然疗法，是祖国医学的重要组成部分。灸法具有补益阳气、温经通络、散寒祛湿等功效，主要是用点燃的艾条，熏烤人体的穴位或患病部位以防治疾病的方法，《神灸经纶》载："夫灸取于火……取艾之辛香作炷，能通十二经，入三阴，理气血，以治百病"，说明灸法可治疗多种疾病。《扁鹊心书》载："保命之法，灼艾第一"，说明灸法有防病保健作用；推拿是以特定是手法作用于人体的穴位和经络已达防病治病的方法；导引是以"导气令和，引体令柔"伸缩手足活动肢体为主防治疾病方法。艾灸结合推拿导引可疏经通络、调节脏腑阴阳气血，滑利关节，从而达到防治疾病的目的。

董有康博士从事针灸推拿学专业已逾二十载，早年在我门下就读针灸方向硕士研究生，打下了坚实的针灸学理论基础，练就了熟练的针灸技能。在云南中医药大学第一附属医院推拿科工作后，积累了丰富的推拿临床经验，后到天津修完针灸学博士研究生学业，其医理医术突飞猛进。他多年来潜心钻研医理医道，勤于在临床中实践，将针灸与推拿两个学科有机地结合起来，优势互补，极大地发挥了两种疗法的作用，在治疗脊柱、关节、软组织等常见病方面，取得显著疗效，受到患者欢迎。

董有康博士在总结多年临床、教学、科研经验的基础上，主编这套"常见病针灸推拿导引防治科普系列丛书"，用通俗易懂的语言，图文并茂地论述了颈、肩、腰、膝、踝等脊柱与关节病的发病因素与机理、临床表现、诊断方法，阐述了自我实施艾灸、推拿、导引的方法，方便广大患者及亚健康人群参考学习，达到有病治病，未病先防的目的。当然这套丛书也是中医业界工作者们诊治颈腰椎病的重要参考书。在丛书出版之际，欣然为之序。

云南省针灸学会会长
云南中医药大学教授
姜云武
二〇二〇年三月四日

随着信息化的发展和数字化的普及，人们的生活与工作方式发生了巨大的转变，脊柱、关节、软组织和脏腑等慢性疾病已逐渐取代传统内科疾病，呈现出日趋普遍的高发态势，由此带来的问题已经超越了疾病本身，并渐渐形成对情志、饮食、睡眠和工作效率等各方面的不良影响。高发的现代病使得针灸推拿导引的价值日益凸显。针灸推拿导引是祖国医学之瑰宝，其直观而便捷，感性而实用，正凭借其独特的魅力成为中医药文化最直接的表达形式，虽久经岁月的洗礼却依然焕发着令人神往的临床疗效。继承发展，博古求新，作为中医人，我们有使命把针灸推拿导引防治常见病的知识和方法介绍给大家。不忘初心，厚德济世，是我们创作这部系列丛书的初心与动力。在中医人眼里，亚健康是病，不舒服并不是心理问题，让我们从针灸推拿导引宏大的知识宝库中找出解决疾病的健康钥匙，与您一起发现身体的奥秘，激活康复的开关，开启"舒适人身"的神奇之旅！

　　该套丛书以平实的语言揭示复杂的人体结构，注重实用性和可操作性性，较大限度地展现了针灸推拿导引防治脊柱病的步骤、方法和操作流程，可作为患者朋友们自我治疗的简便手册，亦可供广大中医爱好者日常保健使用。由于编写该套丛书工作量繁重，编写人员经验缺乏，虽做了极大的努力，但因水平所限，疏漏和不足在所难免，恳请读者给予批评指正。

　　此书的出版，倾注了师门研究生及科室同事的大量心血，尤其是胡安丽、朱迁旭、段连海和彭强等同志对图片的拍摄和制作付出了辛勤的劳动，在此表示深深的感谢！

董有康

2021 年 10 月 27 日

于昆明

你的
颈背腰
怎么了?

目录

1 **颈项酸痛**
——不舒筋骨,何以解痛? / 001

2 **肩酸手麻**
——怎会变得"麻木不仁" / 009

3 **颈痛又眩晕**
——气血不通,上虚则眩 / 020

4 **行走不稳**
——没喝酒也会有踏棉感 / 036

5 **落枕**
——肌肉的过,枕头的错 / 046

6 颈痛又心慌胸闷

——颈椎病也能影响交感神经 / 057

7 颈肩背都痛

——有福不同享，有难却同当 / 067

8 吞咽困难

——你没听过的食管型颈椎病 / 077

9 颈痛又头痛

——头痛巅疾，下虚上实 / 088

10 颈部酸痛、视物模糊

——脊眼运动障碍惹的祸 / 099

11 颈痛又耳鸣

——清阳不升，耳窍失养 / 108

12 "富贵包"

——颈椎预警信号 / 118

13 背部酸痛、活动不便

——经脉拘急，肢体失养 / 129

14 胸背酸痛、呼吸不畅

——脉不通，气不顺 / 140

15 背部酸痛不适、心慌胸闷

——含胸驼背惹的祸 / 151

16 下肢坠胀

——病因需要细琢磨 / 161

17 腰痛伴双侧下肢痛

——是腰椎间盘突出了吗？/ 171

18 腰痛伴一侧下肢痛

——腰椎间盘突出症找上门了？/ 181

19 腰酸

——是不是肾虚？/ 193

腰骶部坠胀

——是椎间盘突出了还是腰椎滑脱了？ / 206

 突然扭到腰

——是腰肌扭伤还是错位？ / 220

 久坐也伤腰

——不荣也痛 / 227

 咔嗒一声

——腰不会动了 / 233

你的颈背腰怎么了？

1 颈项酸痛
——不舒筋骨，何以解痛？

小王，男，26岁，经常用电脑、低头玩手机，近来总感觉颈项部和背部酸痛，颈部特别容易疲劳，时常还有头昏昏沉沉的感觉。

小王来到医院想知道开点什么药才能够治好他的病，可是医生却告诉他，他得的是颈椎病，这病吃药未必是最好的选择。小王很纳闷，究竟他这病是咋回事儿呢？吃药不行，那该怎么办呢？会不会有什么严重的后果呢？

大家肯定听说过颈椎病，对它既熟悉又陌生，也特别想知道颈椎病是怎么发生的，发生了又该怎么办。其实，小王之所以年纪轻轻就总感觉颈项部和背部酸痛，颈部容易疲劳，时常感到头部昏昏沉沉的，与他的工作和生活习惯密切相关！而要搞清楚这个问题，还得从颈椎及其周围的附属结构和受力因素谈起。

正常人的颈椎从前往后看或从后往前看都是直的（如图1-1）。

但从侧面看，颈椎却是弯曲的（如图1-2），呈弧形。也就是说，颈椎都是向前弧形弯曲，这个弯曲医学术语中叫作"颈椎的生理曲度"，简称"颈曲"。颈曲的弯曲程度大致与我们四指伸直时上翘的弧度差不多。

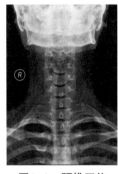 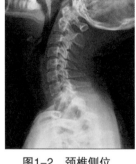 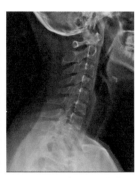

图1-1　颈椎正位　　　　图1-2　颈椎侧位　　　　图1-3　颈椎曲度变直

有研究表明，颈曲变直了叫颈椎僵直，是颈椎病的早期表现。大家如果想了解自己的颈曲，拍一张颈椎侧位X光片就知道了。

如图1-3所示的就是颈曲变直或僵直的现象。

那是什么原因导致颈曲僵直呢？

最常见的原因还是长时间的低头。从患者的颈椎侧位片上看颈曲僵直与否，几乎就可以推断出患者有没有长时间低头的习惯。本病例中，小王经常用电脑、低头玩手机，长时间的低头拉直了原本弯曲的颈椎。

当然，以上图片是颈椎X光片，只显示了颈椎"骨"方面的情况。其实，颈椎的后面还附着很多的肌肉、肌腱、韧带、筋膜等软组织，长时间低头会使颈椎变直，僵直的颈椎又会使这些颈椎后面的软组织尤其是颈椎后面的肌肉受到持续的牵拉，导致它发生劳损、紧张、血液循环和能量代谢异常，继而出现痉挛、僵硬，最后出现疼痛。也就是说，长时间用电脑、低头玩手机不但会使颈曲变直，还会使颈部肌肉等软组织发生劳损，产生颈项部酸痛等症状。

得了颈椎病该如何检查呢？

医生可以采用影像学检查和徒手检查的方式。影像学检查包括颈椎X光片，颈椎计算机断层扫描（CT）和颈椎磁共振成像（MRI）。颈椎X光片中又包括颈椎正侧位片、颈椎张口位片等，共有六张，每一张看的角度是不一样的。颈椎X光可以观察到颈曲是否发生僵直，骨质增生严不严重，椎体和椎体之间的间隙有没有变狭窄，椎体有没有滑脱、错位等；颈椎CT则可以更进一步，看得到颈部软组织，如颈椎间盘是否有突出、脊髓是否受压等征象；颈椎MRI又比颈椎CT"高档"，但也更贵，用它看软组织比CT精细多了。

本病例中，小王可以先进行颈椎X光片检查。颈椎正侧位片了解一下颈曲是否僵直等现象；颈椎张口位片了解第1、2颈椎，也就是寰枢关节是否有错位（半脱位）的情况。如果想了解颈椎间盘是否有突出等情况，就需要做颈椎CT乃至是MRI检查。当然，如果患者长时间出现头昏，要考虑到血管的因素，临床中常用的经颅多普勒超声（TCD）。检查血管中血流速度，血流过快或过慢，都可能会导致头昏。更进一步，可以做颈部和颅脑的磁共振血管成像（MRA）等检查，看看颈部和脑内的血管有没有畸形、狭窄等情况。

如果没有检查设备，只靠双手可以检查吗？

有时候依靠双手，依然可以对颈椎病做出个大致的判断。当然，这得结合对患者发病史的询问，仔细了解其生活和工作习惯。此例中，小王因经常用电脑、低头玩手机而出现头昏沉沉及颈项部酸痛的症状。因此，大致可以判定，这些症状的产生跟他的不正确的生活和工作习惯有关。正是因为他经常用电脑、低头玩手机导致颈曲僵直和颈部软组织劳损，损伤就会产生疼痛。并且，颈椎的关节和颈部软组织尤其是颈部肌肉里分布着非常丰富的本体感受器，当关节间压力过大或颈肌损伤时，这些感受器就会发生紊乱，产生异常的神经冲动导致大脑发生错误的分析，出现头昏沉沉甚至头晕的症状。

徒手检查

双手拇指，从后枕部正中的两侧，从上至下触压至颈根部，也就是颈椎和肩部的交界区，大部分患者可在玉枕穴[1]、枕颈交界区、风池穴[2]、天柱穴[3]及颈部督脉线两旁找到压痛点或反应点（如图1-4），甚至可以探查到颈部的某一侧偏高，何处高，何处往往压痛最为明显（如图1-5）。其次，缓慢左右转头（如图1-6），观察有无颈部酸痛、头昏等症状。

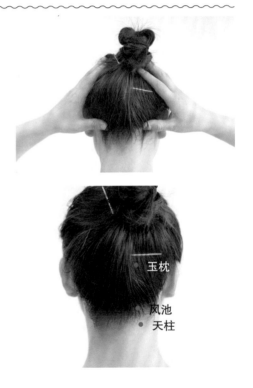

图1-4

[1] 玉枕：后脑勺，约平枕外粗隆上缘（后脑勺最突出的位置）的凹陷中。

[2] 风池：后头部下两条大筋外缘的凹陷处，此凹陷大致与耳垂齐平。

[3] 天柱：颈后部两条大筋直上与后发际缘交接处的凹陷中。

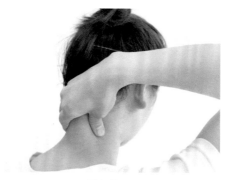

图1-5

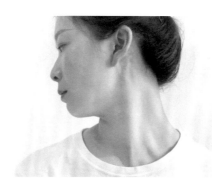

图1-6

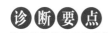

病史： 经常用电脑，低头玩手机。

症状： 颈项部、背部酸痛，头昏沉沉。

体征： 枕颈交界区、玉枕穴、风池穴、天柱穴、颈部督脉线一侧压痛，颈椎某一侧触摸时偏高，头朝某侧转时可能出现疼痛。

辅助检查： 颈椎X光片显示颈曲变直，颈椎排列紊乱；颈椎CT或MRI检查可能会提示有颈椎间盘膨出或突出；TCD可能会提示椎基底动脉供血不足。

自我治疗

灸法：

百会穴[1]、玉枕穴、风池穴、大椎穴[2]、关元穴[3]、阿是穴[4]。

选取长20cm长的艾条，点燃一端，距离上述穴位皮肤2~3cm，每穴灸5分钟，灸至皮肤温热发红为度。百会、玉枕、风池三穴则被头发遮挡，可距离3cm反复顺时针或逆时针旋转灸（如图1-7）。

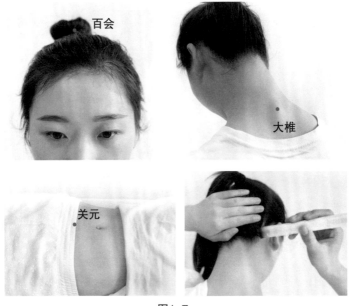

图1-7

---

[1] 百会穴：头顶正中间，两耳尖连线的中点。

[2] 大椎穴：颈背部交界处最高凸起的椎骨下凹陷中。

[3] 关元穴：脐中与耻骨联合上缘中点连线的上与下交点处。

[4] 阿是穴：以痛为腧，痛点的位置。

推拿：

1. 两手屈肘上抬，依次以两拇指直面或食、中两指指面环旋按揉两侧颞肌、前顶穴[1]（如图1-8）。

2. 食、中、无名三指并拢按揉玉枕穴（如图1-9）。

3. 拇指直面按揉风池穴各1分钟（如图1-10）。

4. 拇指和食、中、无名三指相对用力拿揉颈项部、肩井穴[2]两手交替操作（如图1-11），重复10次。

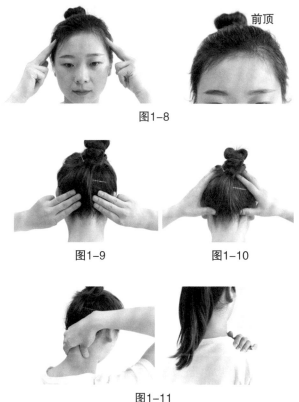

图1-8

图1-9 图1-10

图1-11

---

[1] 前顶穴：头正中线上，百会穴向前两横指处。

[2] 肩井穴：后正中线上的颈背部交界处的最高凸起与肩峰端连线的中点。

导引:

1. 与项争力:

两肘屈曲上举,双手十指交叉抱于后枕部,头颈部尽力后仰的同时,双手向前方对抗用力,保持15秒,重复5次(如图1-12)。

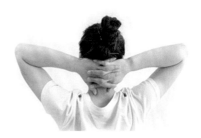

图1-12 与项争力

2. 扩胸仰颈:

两肘屈曲平举与肩同高,颈胸前挺并保持头部中立位,扩胸3~5次,然后两肘部伸直,两手上举,使颈胸呈一平面,持续拉伸3~5次(如图1-13)。

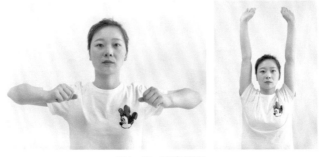

图1-13 扩胸仰颈

【注意事项】

1. 颈椎有先天畸形或颈部有外伤病史者,慎用导引功法;
2. 基础疾病比较多的,如果出现不明原因头昏、眩晕乃至猝倒,不建议自行治疗,需及时就医。

2 肩酸手麻
——怎会变得"麻木不仁"

老李今天到医院看病，一见医生就迫不及待地说肩膀太酸、手也麻，脖子一动就咯噔咯噔响……

"医生，我这个是不是颈椎病？是不是很严重？我得吃点什么药？是不是要做手术……"老李一见医生便着急着说道。

慢着，慢着，先别急，我们先来看看老李到底有多老，啥？才35岁？

这老李何许人也？平日里都做些什么呢？他可算是年轻有为，自己经营着一家公司，收入不错，上班时间挺自由，工作就是对着电脑发货、对账，经常拿着手机联系业务，平时觉得自己很忙根本没时间运动，闲下来想放松一下的方式就是躺在沙发上看看手机、刷刷剧。

通过体格检查，医师初步判断是神经根型颈椎病，但如果要更深入地了解病情，还需要再做其他检查。

老李不明白的是，为什么颈椎的问题会跑到肩膀和手上，什么又是神经根型颈椎病，为什么手会麻，等等。我们来一个一个的回答吧！

我们先来看看什么是神经根型颈椎病?

颈椎病是一个综合征,它的临床表现非常复杂,临床上共分为5种类型。之所以会分为这么多种类型,是因为颈椎病发病的"病根"不同造成的。简单地说,影响椎动脉的叫椎动脉型,影响到脊髓的叫脊髓型,影响到交感神经的叫交感型。而影响到神经的,就是神经根型,临床上叫神经根型颈椎病。事实上,还有一种类型叫混合型,那是同时影响到神经和血管,或脊髓和神经才出现的类型。

为什么会麻木呢?

在我们的日常生活中,大家可能都有这样一种生活体验:比如手长期处于一个姿势或者当手肘部的"麻筋"被磕到时就会导致手麻,其实这个麻木是神经被激惹的表现。

颈椎病为啥会跑到肩膀和手上疼痛或麻木了呢?

我们先来看看人体颈椎的构造。成人的脊柱(如图2-1),由26块椎骨组成,其中颈椎7块(如图2-2),它们以"叠瓦状"的方式整齐排列,维持着人体的正常形态和生理功能,同时也保护着其内部走行着的脊髓、血管和神经。

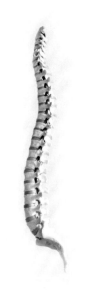
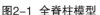

图2-1 全脊柱模型

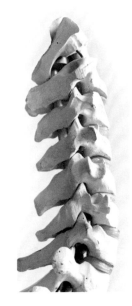

图2-2 颈椎模型

人体的神经系统就像一棵大树，大脑是树冠，脊髓是下面的树干，脊神经就是树干发出的树枝。脊髓经过每个椎体都会向两侧发出一对脊神经，脊髓分出神经的部分叫神经根，神经根离开脊髓后有一个颈椎精心准备的通道，叫椎间孔（如图2-3）。正常情况下，神经根外有束膜包裹，自然地行走在椎间孔里，如果某种原因导致了椎间孔的变小，神经根就可能受到挤压。神经根很娇气，一旦受到挤压，可能就会"神经过敏"，发生症状。尤其是受到突然的挤压，它会发生剧烈的反抗，从而产生剧烈的疼痛和麻木症状。

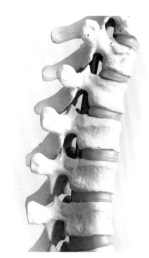

图2-3 椎间孔模型

为什么好好的椎间孔会变小呢？神经根又为什么会被挤压呢？

我们从颈椎侧位片上看到（如图2-4），颈椎是一节一节有序排列的，向前呈弧形，两个颈椎之间好像是空的。

有人不禁要问，颈椎如此排列，两个椎体之间貌似还是空洞，那它稳定吗？其实，颈椎是非常稳定的，因为除了第1、2颈椎以外，每两个椎体之间都有个非常忠实的"随从"陪伴，这个"随从"就是大家

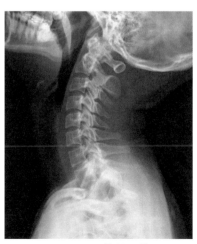

图2-4 颈椎侧位片

所熟悉的椎间盘。自打人出生开始，椎间盘就老老实实，终其一生地陪伴着我们。它垫在两个椎体之间，柔韧而又有弹性，极大地缓解了上下椎体之间的矛盾，也为整个脊柱的稳定发挥了重要的作用。我们颈椎侧位片看不到椎间盘，那是因为X线照射只对骨质显影，看不到软组织。

人体的脊柱既可以闪转腾挪特别灵活，又可以肩挑手提负重前行，少不了椎间盘的巨大贡献。可是，椎间盘也会老啊，它会随着年龄增加而发生退化，尤其是长时间受到一些外力因素的影响。有研究表明，椎间盘退化的时间远远早于其他组织，大约有20%的青少年就会有轻微退化迹象。伴随着年龄的增长，椎间盘的退变就成了正常的自然生理现象，且随着年龄的增长而加剧。且在同一年龄段，男性退变的概率比女性还高。椎间盘事实上是个三件套，由髓核、纤维环和软骨板组成。它的横截面犹如洋葱的切面一样，最中间是髓核，外面一环一环包绕的是纤维环，而软骨板就在髓核和纤维环的下面。

椎间盘始终夹在椎体之间，承受着人直立行走的重量，缓冲着上下椎体旋转的各种扭曲力。椎间盘的退化主要表现为盘内的含水量的减少，如同湿润的面筋丢失水分后，其韧性减少脆性增加一样，退化后的纤维环在承受着颈椎旋转、弯曲、挤压作用时容易发生破裂。另外，退化后的椎间盘会变薄，两个颈椎之间的距离会缩短，颈椎的稳定性会随之下降，这就为颈椎错位的发生提供了可能。颈椎一旦发生错位，势必会影响到旁边的椎间孔，致其空间变窄，这样，从椎间孔行走的神经根就可能受到压迫。椎间盘的退化还会表现为膨出、突出和脱出。当髓核外周的纤维环还没有完全破裂，髓核虽有移位但还没有突破纤维环，叫作椎间盘膨出；当髓核外周的纤维环已经破裂，髓核移位且突破了纤维环，就叫作椎间盘突出；当髓核外周的纤维环完全破裂，髓核移位且完全突破了纤维环，掉到了椎管里，就叫作椎间盘脱出。椎间盘的突出、脱出都是造成神经根压迫的最常见原因。

椎体的后面附属的小关节，外面有肌肉、韧带、筋膜等软组织。通常讲，颈椎椎间盘退变的开始，要么是患者的年龄都已经不小了，要么是患者长时间低头伏案加速了它的退化。只要椎间盘退化开始了，椎体的后面附属的小关节的骨质增生、颈部的软组织发生劳损就是迟早的事。软组织的劳损，主要表现为痉挛和增厚，痉挛和增厚的软组织和增生的骨质也可能挤占椎间孔的空间，使其变小，使神经受到压迫。

颈椎间盘的急性突出或脱出会分泌一些致痛物质，不断地刺激受它压迫的神经根，导致"神经过敏"，出现剧烈的疼痛和麻木；颈椎间盘的慢性退化虽然也可能会压迫到神经根，但由于压迫是慢慢进行的，症状一般不会太重。通常在受寒、提重物等不良刺激后，神经根受到牵拉、痉挛增厚的软组织的激惹，症状才会明显加重，表现出"神经过敏"现象。

那颈椎病会导致什么神经发生"神经过敏"呢？

神经离开脊髓后分布到同一个区域的脊神经会因目的地接近而结伴同行、交织成丛。颈丛、臂丛就是神经离开脊髓后在颈部形成的集结丛。其中，颈1～颈4发出来的前支组成了颈丛，颈5～颈8以及胸1发出来的前支组成了臂丛，所以所谓的神经根型颈椎病，指的就是颈5～颈8及胸1前支组成的臂丛受到了压迫或者刺激，产生的上肢麻痛的症状。这个过敏的神经，就是臂丛神经。

颈肩部的酸痛仅仅是因为臂丛神经受到影响吗？

人体的脊柱系统包括内源性稳定系统和外源性稳定系统。内源性稳定系统包括椎体、椎间盘等内部组织；外源性稳定系统则是椎体外的肌肉、肌腱、筋膜、韧带等软组织（如图2-5）。其中，外源性稳定系统赖以存在的肌肉、肌腱、筋膜等软组织对人体动作的完成、姿势的维持和固定都具有十分重要的意义。肌肉、肌腱是附着在骨骼上的，筋膜则覆盖或行走于肌肉与肌肉之间，长时间的伏案低头如用手机、电脑，会使肌肉、肌腱、筋膜等软组织长时间受到牵拉；颈椎的生理曲度变直后，或颈椎椎体发生错位，也会使相连的软组织受到拉扯，时间久了，就会发生软组织痉挛、增厚等现象。微环境变差了，代谢废物堆积，血液循环受影响，就会发生酸痛、疲劳等情况。因此，颈肩部的酸痛除了跟臂丛神经受刺激有关系外，还跟外周软组织的劳损密切相关。

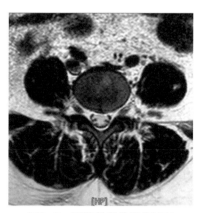

图2-5　颈椎椎旁软组织MRI

老李虽不老，却患上了老年病，其实祸根就在于他长期不良的生活习惯。长期低头、枕卧沙发，导致其颈椎长期处于前屈的不良状态，加速了颈椎的退变。而且，由于颈部肌肉筋膜等软组织长时间受到牵拉出现损伤，加重了对神经根的刺激，才出现肩部酸痛和手麻的现象。

"我颈椎病这么严重，光拍个X光片能行吗？"对于神经根型的颈椎病，颈椎X光片可以清楚地看到颈椎的生理曲度、排列情况，以及是否有骨质增生和椎间孔狭窄等情况，但如果要看神经根有没有被椎间盘突出或者脱出压迫，还是要拍颈椎CT乃至颈椎MRI。

那老李的病该如何自我治疗呢？

诊 断 要 点

病史：长期保持低头状态，劳累受凉后加重，有不良卧姿的成年人群。

症状：临床表现为颈肩部酸痛，一侧或两侧上肢同时存在麻木、放射性疼痛。

体征：颈项部压痛并向患侧放射性神经痛。

辅助检查：颈椎X光片：提示颈椎退行性改变，颈椎生理曲度变直，椎间隙变窄，椎间孔变小。颈椎CT或MRI：颈椎间盘突出或脱出，神经根受压。

自 我 治 疗

灸法：

风池穴[1]、项夹脊穴[2]、颈根穴[3]、肩井穴[4]、天宗穴[5]、肩贞穴[6]、阿是穴[7]（如图2-6）。

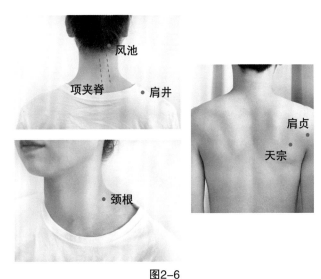

图2-6

---

[1]风池穴：后头部下两条大筋外缘的凹陷处，此凹陷大致与耳垂齐平。

[2]项夹脊：后正中线上，七个颈椎各椎棘突下旁开半横指处。

[3]颈根穴：颈根部外侧3cm凹陷处内端，斜方肌、肩胛提肌、胸锁乳突肌交界处。

[4]肩井穴：后正中线上的颈背部交界处的最高凸起与肩峰端连线的中点。

[5]天宗穴：扶另一个人肩膀时，手心搭到肩头，然后拇指伸直，指尖正对处。

[6]肩贞穴：肩关节后下方，腋后纹头直上1寸。

[7]阿是穴：以痛为腧，痛点的位置。

推拿：

1. 依次以两拇指直面按揉风池穴、项夹脊、阿是穴、颈根穴、肩井穴各1分钟（如图2-7）。

2. 拇指点按，拇指垂直于风池穴、项夹脊皮肤面，垂直用力，力量逐渐增加至最大，然后缓慢减小用力，直至退出皮肤（如图2-8）。

3. 点按颈根穴、肩井穴、天宗穴和阿是穴。阿是穴依照其所在位置肌肉丰厚程度，肌肉丰厚按压力度宜大，肌肉浅薄且穴位所在位置狭窄，点按力度宜小（如图2-9）。另外，可将食、中、无名指三指并拢重点按揉天宗穴。

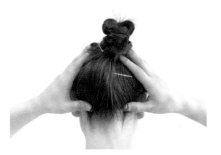

图2-7

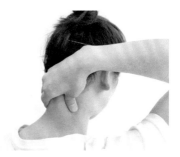

图2-8

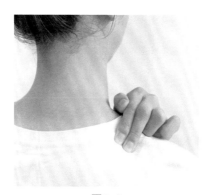

图2-9

导引：

1. 头如顶物：

患者昂首挺胸，正视前方，头部尽量向上顶，肩部下沉，保持10~15秒后头部回归原位为一组，每次10~20组，每日进行3次（如图2-10）。

2. 左顾右盼：

患者昂首挺胸，正视前方，然后头慢慢往左转，转到最大角度，视线要尽可能地向左肩后侧看，保持5~15秒然后头部转回来，按照同样的方式完成右侧的操作（如图2-11）。

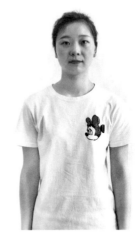

图2-10 头如顶物

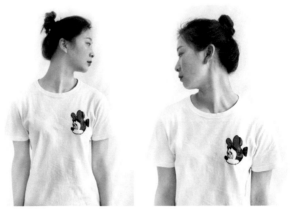

图2-11 左顾右盼

3. 回头望月：

患者昂首挺胸，正视前方，然后头部缓慢向左上侧旋，视线要尽可能地向左肩上方后侧看，保持5～15秒然后头部转回来，按照同样的方式完成右侧的操作（如图2-12）。

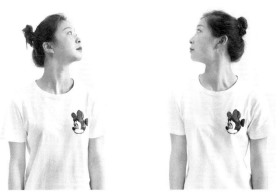

图2-12　回头望月

【注意事项】

1. 若有颈部外伤史者，需及时就医。

2. 若口眼歪斜，舌头偏歪，喝水呛咳手麻无力者，请及时就医。

3. 长时间的手臂酸痛和麻木，建议尽快到医院相关专科就诊，以免耽误病情。

你的
颈背腰
怎么了？

3 颈痛又眩晕
——气血不通，上虚则眩

许某："医生我头晕两个多月了，脖子酸痛，感觉脖子撑不住我的头。"

医生："具体说一下，什么时候症状最明显？"

许某："我在转头的时候会比较头晕，或者低头久了头部转动时头晕明显，感觉天旋地转，甚至无法站立。前两天转头的时候突然眼前一黑，差点摔倒。这两个月以来，因为这个头晕，饭也吃不进去，睡眠也不好，经常彻夜难眠。"

医生："您以前有没有脑血管方面疾病？平时血压、血糖怎么样？你平时生活作息怎么样？有没有运动习惯？睡觉枕头高还是低是硬还是软？"

许某："血压、血糖都正常，前两天我还做了个颅脑CT也没有问题。工作性质的原因，我大多数时间都对着电脑，长期加班、熬夜，平时也不怎么锻炼。平时休息基本就是躺沙发上刷剧，看书。平时喜欢枕软一点的枕头。"

医生："好的，我需要给你做颈椎的相关检查……"

　　许女士，28岁，办公室文员，长期低头伏案工作。近两月以来无明显诱因出现颈肩部困痛，坐姿时症状明显，头部姿势改变时头晕不适，夜间卧姿时症状加重，影响睡眠，间断性口服"颈复康颗粒"，症状略有缓解，此后反复发作，遇劳加重，受凉后症状明显，未予重视。半月前，因劳累过度致各项症状明显加重，不能长时间保持坐姿，低头及头部转动时头晕明显，自觉天旋地转，甚或无法站立。前两天转头的时候突然眼前一黑，差点摔倒。这两个月以来，因为这个头晕，饭也吃不进去，睡眠也不好，经常彻夜难眠。

　　许女士是颈椎病吗？看起来她的眩晕有个特点那就是常常和颈椎的活动有关（如图3-1），那究竟这个眩晕是怎么回事儿呢，又是怎么发生的呢？让我们一起来看看吧。

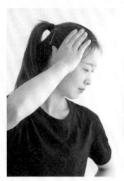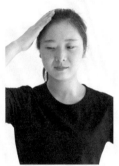

图3-1 眩晕

区分眩晕和头晕：

　　眩晕顾名思义，关键就是有一个"眩"字。所以当外界的物体旋转、倾斜或者升降、摆动、直线运动时，会产生的一种动性或位置性错觉，感到失去平衡即所谓的平衡障碍，会伴有严重的恶心、呕吐。注意：眩晕通常没有意识障碍。

　　而头晕的情况就不一样，头晕通常无体位的改变也会出现头晕目眩、头重脚轻、站立或者行走不稳，但无旋转感，很少伴有恶心、呕吐，它通常是因心脏缺血、心律失常、低血糖、直立性低血压而发病，会有晕厥、短暂的意识丧失。总的来说，体位的改变诱发的都是眩晕，而头晕和体位的改变的关系并不大。许某很明显是眩晕，因其是在转头的时候才发作的"晕"。

了解眩晕的原因：

眩晕大体可分为周围性眩晕和中枢性的眩晕。周围性眩晕多见于耳石症、前庭神经元炎、梅尼埃病、中耳炎、迷路炎等耳部疾病，患者多呈发作性起病，眩晕症状相对较重，持续时间相对短暂，还可能伴有耳鸣和听力减退症状。中枢性眩晕常见于椎基底动脉供血不足、颈椎病、脑及脑血管病变、肿瘤等，这类眩晕患者症状相对轻微，持续时间比较长，还可以出现其他脑神经受损的表现。除以上原因外，低血糖、血压不稳定、贫血、睡眠障碍等原因也可以引起眩晕症状。脑炎、肿瘤等，这类眩晕患者症状相对轻微，持续时间比较长，可能其会伴有他脑神经受损的表现。但是，像许女士这种情况很明显是"虐待"颈椎的结果。为什么这样说呢？就让我们一起来看看颈椎出了问题是如何产生眩晕的。

认识我们的颈椎：

颈椎是心与脑的桥梁，是身体中较复杂又脆弱的枢纽部位，是承重头颅的根基，也是衔接躯干的唯一通道。颈椎在中立位，对于人体的平衡稳定起着至关重要的作用。正常颈椎是"C"型结构（如图3-2），由7节椎体构成，有一个向前的凸起，前凸的颈椎像一张完美的"弓"，而维持颈椎曲度的肌肉、韧带、椎间盘等软组织就像是拉紧的弓弦。正是这些结构的共同

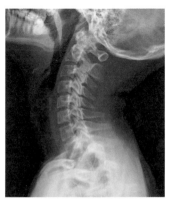

图3-2 正常颈椎侧位片

作用，保证颈椎高度的灵活性和稳定性，也正是由于它的存在，使得组成颈椎的7块小骨头能够承担整个头颅的重量，并完成各种旋转动作。

患颈椎病最主要的原因：两块相连的颈椎椎体之间的颈椎间盘出现了问题（如图3-3）。

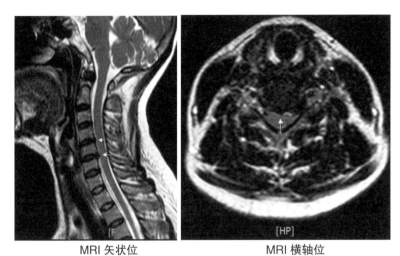

MRI 矢状位　　　　　　MRI 横轴位

图3-3　颈椎间盘突出

如果人的身体是一个企业，所有器官、结构就相当于企业的员工。那么，颈椎间盘一定是那个工作压力最大，工作时间最长，待遇又最差的员工之一。我们不健康的生活方式，如久坐、睡觉用高枕或无枕、低头族、"葛优瘫"式着看手机或电视等，长此以往，颈椎间盘早已伤痕累累！（如图3-4）

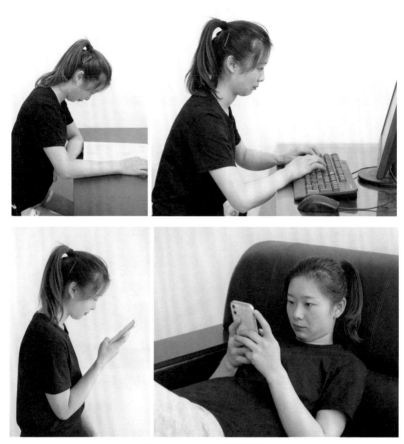

图3-4 生活中的错误姿势

　　每当"企业业绩"压力来袭，颈椎间盘不堪重负，就连累"邻近工位"的颈部肌肉、神经根、椎动脉、交感神经、脊髓这"5位同事"也要一起受累。不过这五位可不会像颈椎间盘那样，敢怒不敢言，它们脾气可不好，一旦不觉得舒服，分分钟就报复到"企业"身上。

　　前面就有说过，颈椎有一定的生理弯曲存在，是"C"型结构，如"弓"一般。我们平视时，头颅的重心正好落在身体正中，而当我们长期伏案低头时，重心前移，力矩拉长，从而造成了软组织的疲劳，引起疼痛与不适。日积月累，就如长期拉伸的皮筋一样，会慢慢失去弹性，丧失了维持颈椎正常曲度的能力，从而进入了一个恶性循环，这就是我们常说的颈椎退变（如图3-5）。

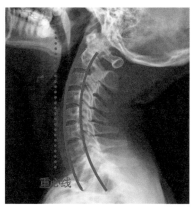

正常的颈椎弯曲　　　　　　　　颈椎生理曲度变直

图3-5　颈椎侧位片

颈椎的退变会引起颈、肩部的不适。最近流行的"蝴蝶骨"，在身体结构中，就是肩胛骨，它相当于颈椎的底座，它稳定了，颈椎才能处在正常位置。如果过度追求"蝴蝶骨"，使肩胛骨凸出，颈椎就无法保持正直，维持着人体平衡。

颈部酸痛的根源——肌肉、韧带：

许某在出现颈部酸痛时并未在意，其实这是颈部肌肉群发出的警告。颈椎上附着肌肉、韧带等软组织，如果长时间处于不良姿态，就会加重颈椎和附着软组织损伤。颈项部劳累过度，加上颈项纤细的肌肉、韧带本就不够强劲，颈项部的软组织不堪负荷而致受损，肌肉代谢异常，会逐渐的出现无菌性炎症病灶，这些炎性刺激会使局部肌肉持续性紧张而出现酸痛，遇劳、遇寒加重。颈部肌肉、韧带的劳损是我们颈部酸痛的来源，所以我们必须时常变换姿势，当压到神经，易造成不适感，不良的姿势更是容易造成骨刺的产生，而我们的肌肉组织亦承受不住长时间的压迫与磨损，表现出酸痛。

颈背部肌肉丰富（如图3-6），值得一提的是——枕下肌群。

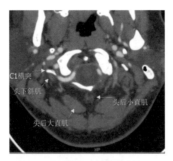

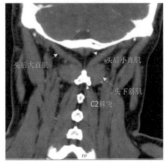

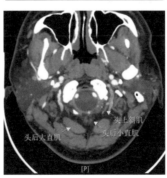

图3-6 枕下肌群

枕下肌群包括图3-6中四组肌肉（头后小直肌、头后大直肌、头上斜肌、头下斜肌），枕下肌群占的地方不大，作用却不可小觑。枕下肌群位于枕骨的下方，寰、枢椎的后方，是稳定上颈椎（上颈椎就是枕骨、第一颈椎、第二颈椎，它们之间没有椎间盘结构，活动度大，其稳定性相对差）的重要深层肌肉群，主要作用于寰枕及寰枢关节，维持寰枕关节和寰枢关节稳定性。这些小肌肉在防止头部过度前屈、头部旋转运动中发挥了重要作用。枕下肌群是椎动脉型颈椎病引起眩晕的重要肌群。

谁引发了眩晕（枕下肌群—椎动脉—交感神经）：

枕下肌群是负责辅助稳定头部重要肌群，同时它也是全身唯一连接在脊髓被膜上的肌群，所以当枕下肌群紧张时，会导致脊髓被膜紧张，进而使全身肌肉紧张。正所谓是牵一发而动全身。

长时间低头伏案、姿势不良及生活作息（熬夜、不注重颈部保暖等）会使枕后诸肌特别是枕下肌群出现持续紧张，局部血液循环出现故障，肌肉组织的氧供应跟不上和代谢产物排泄出不去，久而久之，导致肌肉及肌筋膜结缔组织慢性无菌性炎症、肿胀和硬结，进而引起肌肉痉挛、硬化和粘连。其一旦受损，上颈椎稳定性就失去平衡，失稳的上颈椎段容易出现曲度变化、关节紊乱等问题。

枕下肌群之间，穿行着颈动脉、枕大神经和椎动脉。椎动脉走行于颈椎横突孔中（如图3-7）。

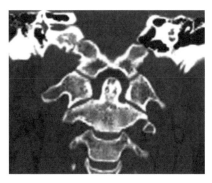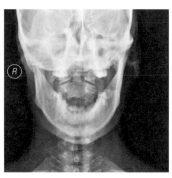

图3-7　寰枢关节偏斜（DR）

　　当颈动脉受到卡压时，可能会导致大脑供血不足引发头晕。比如当我们从蹲到站立体位变化出现头晕时，低血压只是间接原因，而椎动脉受卡压才是直接原因。日常的不良习惯，会使肌肉紧张，对颈椎进行直接牵拉，引起颈椎曲度变直、反弓及错位、椎体移位等病变。长此以往，颈椎老化、骨质增生、椎体间不稳定、椎间盘突出等。这些都会使得颈椎周围的血管和神经受到压迫和刺激，而椎动脉就走形于颈椎横突孔中，首当其冲。其一旦受到挤压，椎动脉血流运行就会受影响，大脑中动脉和大脑后动脉的供血不足，大脑缺血而引起"颈性眩晕"（颈性眩晕常在颈部活动时出现，多在猛转头或过度后仰时发生，严重时可能会伴有恶心呕吐的感觉。轻者可在几秒钟好转，重者会持续数日或更长时间）。主要表现就是转头时头部感到头晕、头痛。因为椎动脉型颈椎病患者在转头时，可以使椎动脉血流量减少，从而使头部的供血不足而引发临床症状。椎动脉表面富含交感神经纤维，椎动脉的收缩功能受颈交感神经支配。椎体的移位及软组织病变刺激均会引起颈交感神经的兴奋，交感神经兴奋可导致椎动脉出现慢性持续性痉挛，也会引起供血量减少。因此交感型颈椎病在出现全身多个系统症状的同时，还常常伴有椎基底动脉系统供血不足的表现。由此可见，颈椎病引起眩晕大致分为两种，一是交感型的颈椎病，二是椎动脉型的颈椎病，所以要根据具体情况才能够判断是何种颈椎病引起的眩晕症。当然也要排除颅内本身疾病引起的眩晕症。

当发现自己颈部酸痛不适，伴有转头时眩晕时，可以通过相关的辅助检查及徒手检查，来查看病情的严重程度。看看你是哪一型吧。

综上所述，现在终于明白了原来许女士的这些症状都是由于平时"虐待"颈椎的结果，由于久伏案的工作状态和卧高枕软枕加上没有良好的运动习惯都造成了颈椎的过度疲劳，甚至造成了颈椎生理曲度的改变，颈椎周围的痉挛而疲劳的软组织不但会产生酸痛，同时也会刺激交感神经，也会扭曲供血的椎动脉，进而造成眩晕的发作。所以她年纪轻轻，就要走上和颈椎病不断斗争的漫漫长路了，接下来最重要的就是如何治疗和预防了。

诊 断 要 点

病史： 经常用电脑，伏案工作、低头玩手机、睡枕过高等不良姿势及过度劳累。

症状： 颈项部酸痛，转头时眩晕或体位改变时眩晕加重。

体征： 旋颈试验（阳性）、枕颈交界区、玉枕穴、风池穴、天柱穴、颈部督脉线一侧压痛，颈椎某一侧触摸时偏高。"枕下肌群"肌肉紧张、僵硬。

辅助检查： 颈椎X光片显示颈曲变直，颈椎排列紊乱，或有寰枢关节不对称。TCD可能会提示椎基底动脉供血不足。

自我治疗

灸法：

百会穴[1]、玉枕穴[2]、风池穴[3]、风府穴[4]、大椎穴[5]、关元穴[6]、阿是穴[7]等穴位（如图3-9）。

每穴灸5分钟，灸至皮肤温热发红为度。百会、玉枕、风池三穴则头发遮挡，可距离3cm反复顺时针或逆时针旋转灸。

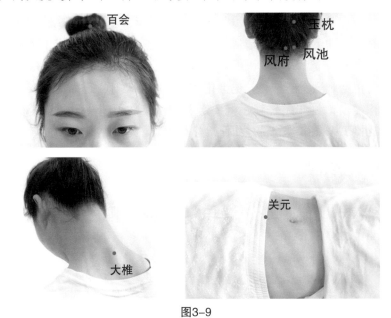

图3-9

---

[1] 百会穴：头顶正中间，两耳尖连线的中点。

[2] 玉枕穴：后头部，约平枕外粗隆上缘的凹陷中。

[3] 风池穴：后头部下两条大筋外缘的凹陷处，此凹陷大致与耳垂齐平。

[4] 风府穴：枕外隆突直下，后发际两条大筋之间凹陷中。

[5] 大椎穴：颈背部交界处最高凸起的椎骨下凹陷中。

[6] 关元穴：脐中与耻骨联合上缘中点连线的上与下交点处。

[7] 阿是穴：以痛为腧，痛点的位置。

推拿：

1. 两手屈肘上抬，依次以两拇指直面或食、中两指指面环旋按揉两侧颞肌、前顶穴[1]（如图3-10）。

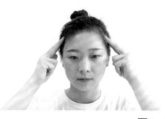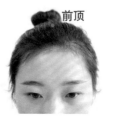

图3-10

2. 食、中、无名三指并拢按揉玉枕穴，拇指直面按揉风池穴各1分钟（如图3-11）。

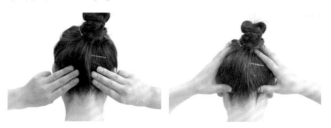

图3-11

3. 拇指和食、中、无名三指相对用力拿揉颈项部、肩井穴[2]两手交替操作，重复10次（如图3-12）。

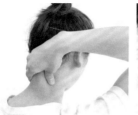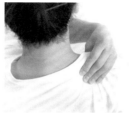

图3-12

---

[1] 前顶穴：头正中线上，百会穴向前两横指处。

[2] 肩井穴：后正中线上的颈背部交界处的最高凸起与肩峰端连线的中点。

最主要的按摩是在风池穴这个部位附近。风池穴会有明显酸痛点，按到稍微感到有一点酸痛就可以了，太用力容易使你软组织受伤，太轻又起不到应有的作用。按摩风池穴的时候，用中指顶住，轻轻地向外揉20次，循序渐进，然后再向内揉20次。揉的时候，劲要适度，不可大劲，如果劲太大，脖子容易产生反作用力，达不到应有的效果，易疲劳。揉的时候，颈部要放松，头也要放松。在放松的状态下，效果是最好的。

热敷：已经出现颈椎病症状，消除颈部疼痛不适是当务之急。通常来说，热敷对于缓解颈椎疼痛不适非常有效。可将稍烫手的毛巾敷于颈肩部肌肉及酸痛部位，待温度下降即取。

导引：

以站立或者坐位的姿势，选取将下面的3式进行练习，每个方法练习5~8遍，每天练习2~3次，反复练习才能有明显的效果，每次练习时间控制在10分钟左右。

1.犀牛望月式：（如图3-13）

预备式：抬头、挺胸，军姿式站立，两脚开立，与肩齐宽，双手叉在腰部，目光向前平视。

（1）抬头，颈部后伸，目向上看；

（2）颈部向后伸，缓慢从左向右转，再自左向右转，重复动作。

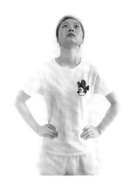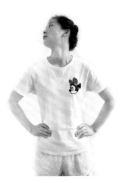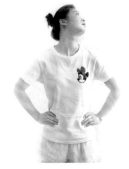

图3-13　犀牛望月式

2. 手助抗衡功：（如图3-14）

预备式：抬头、挺胸，军姿式站立，两脚开立，与肩齐宽。

（1）左手放置头部右侧，头部侧曲，向左拉伸头部；

（2）右手放置头部左侧，头部侧曲，向右拉伸头部；

（3）双手十指交叉放置头部后侧，头部前曲，向前拉伸头部；

（4）双手十指交叉放置头部前侧，头部后曲，向后拉伸头部；

（5）双手托住腮部，头部后伸，向后推拉头部；

（6）双手托住腮部，头部前伸，向前推拉头部。

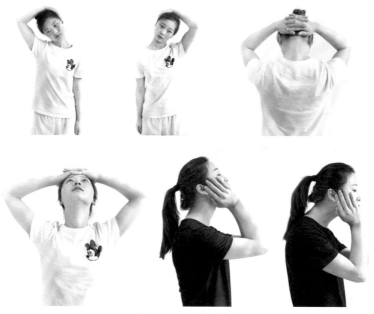

图3-14　手助抗衡功

3. 与项争力：（如图3-15）

预备式：抬头、挺胸，军姿式站立，两脚开立，与肩齐宽。

（1）双手十指交叉放置头枕部；

（2）双手向前用力，头部向后用力，相对抗衡持续20~30秒。

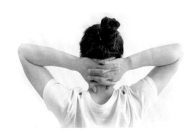

图21 与项争力

预防：

在临床中我们发现不少患者的眩晕与颈椎病有关，且越来越年轻化，因此，做好预防就是最好的治疗方法。预防颈源性眩晕的最好方法是减少肌肉群劳损，特别是枕下肌群劳损，减缓颈椎的退行性改变过程。

1. 患有颈源性眩晕而处于缓解期者，则更应保持充足的睡眠，避免过度劳累。

2. 凡颈椎病的高发人群如会计、教师、文字工作者、电脑操作员，均应从年轻时开始避免长时间持续低头位工作，调整看屏幕的高度，最佳的位置是可以平视屏幕。

3. 高"枕"无忧是错，枕头是用来枕颈的，不是枕头。合适的枕头高度应该是仰卧时枕头最高点应在颈后正中间，使枕、颈部同时贴枕头。侧卧时使枕头的支点位于颈部侧方的中央，头部要略低一点。睡觉时要仰卧、侧卧交替。并且枕头的材质要软硬适中，避免躺过硬、过高的枕头。

4. 改掉生活中的那些不良坐姿，如躺在床上看电视、看书、坐位睡觉，不做低头族，减少"葛优躺"等。

5. 做好颈部的保暖工作，保持心情愉悦，学会放松自我。

6. 加强颈背部肌肉的锻炼。做做哑铃操、游泳、快步走等都可以锻炼到全身的肌肉，但要注意游泳时水温保持在26℃以上，避免寒冷刺激。

【注意事项】

1. 颈椎有先天畸形或颈部有外伤病史者，慎用导引功法。

2. 如若伴有耳鸣、耳聋，周围物体围绕自己旋转，闭眼时减轻，请至医院专科就诊排除其他病，如耳石症、或脑血管意外等。

3. 如若伴有转头时眩晕更甚，伴头晕、恶心等异常症状频发，甚则猝倒，请及时就医。

4 行走不稳
——没喝酒也会有踏棉感

> "走路像踩在棉花上"这不是漫步云端的浪漫，也不是腰有什么问题，要警惕脊髓型颈椎病！

什么是脊髓型颈椎病？

脊髓型颈椎病是颈椎病的一种类型，是颈椎的椎间盘突出，压迫脊髓引起的颈椎病。该病好发于中老年人，症状发展隐匿，临床上较为少见，很容易误诊为其他疾病。

脊髓型颈椎病有什么特点吗？

脊髓型颈椎病的患者往往有行走不稳，走路双脚有踩棉花感等典型特征。脊髓型颈椎病最常见的原因就是颈椎的椎间盘突出。当突出的椎间盘压迫脊髓时，可能就会出现不同程度的脊髓功能障碍，主要表现为行走不稳，双脚有踩棉花感，部分患者还会出现四肢麻木、僵硬无力等症状。值得注意的是，脊髓型颈椎病患者的症状主要表现在双下肢，颈部往往只有僵硬不适的症状，因此很容易被误诊。

脊髓型颈椎病严重吗?

脊髓型颈椎病是在颈椎病中是最严重、最危险的一型,有引起瘫痪的可能。因此颈部不能做过度活动或被大幅度扳动,所以及时就医是非常正确的做法。

出现哪些症状时要引起重视?

● 多数患者首先出现一侧或双侧下肢麻木、沉重感,随后逐渐出现行走困难、下肢肌肉发紧、抬步慢、不能快走等症状。严重者步态不稳,更不能跑,双脚有踩棉感。有些患者起病隐匿,往往是在某次突然疾跑或疾走时,突然发现双腿行动不利。

● 出现一侧或双侧上肢麻木、疼痛,双手无力、不灵活,写字、系扣、持筷等精细动作难以完成,持物易落。严重者甚至不能自己进食。

● 躯干部出现感觉异常,患者常感觉在胸部、腹部或双下肢有如皮带样的捆绑感,称为"束带感"。同时下肢可有烧灼感、冰凉感。

● 部分患者出现膀胱和直肠功能障碍。如排尿踌躇、尿频、尿急、尿不尽、尿失禁或尿潴留等排尿障碍,大便秘结,性功能减退。

病情进一步发展,患者需拄拐或借助他人搀扶才能行走,直至最后双下肢呈痉挛性瘫痪,卧床不起,生活不能自理。由于脊髓前索受压,出现双侧或单侧下肢发沉麻木,随之出现行走困难,下肢肌肉发紧,抬步慢,不能快走,当脊髓后索受压时出现深感觉障碍,伴跛行、踩棉感。

脊髓型颈椎病患者颈部僵硬又是怎么回事呢?

脊髓型颈椎病患者颈部僵硬,一部分原因是颈椎椎体旁肌肉、韧带劳损,肌肉痉挛、僵硬所致;另一部分原因是由于脊髓受压迫，分布于脊髓前缘的末梢神经受到刺激后引起其支配的肌肉群发生肌紧张、痉挛所致。

为什么会发生脊髓型颈椎病呢?

目前看来，脊髓型颈椎病的病因主要有：颈椎间盘的突出，椎体后缘骨赘的形成，韧带肥厚及颈部的急性外伤等。很多患者随着年龄的增大，颈椎间盘开始出现退化，如果退化时以颈椎间盘的突出或脱出为主要表现，再加上平素长时间伏案低头用电脑，休息时低头玩手机等因素，则非常容易患脊髓型颈椎病。这是为什么呢?因为颈椎屈曲状态下颈椎间盘内部的压力大大高于颈椎中立位时，并且这种体位还非常容易加速椎间盘的退变和颈部软组织的劳损。

那颈椎间盘是如何退变的呢?

颈椎间盘的退变是从失水开始的。颈椎间盘由中央部的髓核、纤维环和软骨板构成，厚度5~6mm。其中髓核位于纤维环的中央，纤维环一层一层地围绕在髓核周围，而纤维环和髓核的下方就是软骨板。椎间盘内部水分丢失后，其厚度会变薄，由此造成相连椎体之间间隙变窄，椎体稳定性下降。随着椎间盘的退变，椎体旁的肌肉、韧带等软组织也会发生同步的劳损，使得其抗压力与牵拉力性能降低。此时，如果发生了急性的颈部损伤，就非常容易导致颈椎椎间盘突出压迫脊髓。脊髓的前缘分布有丰富的血管和神经，颈椎间盘的长时间压迫会出现脊髓变性、缺血、软化、空洞形成、囊性变等脊髓病理改变。

以上是脊髓型颈椎病发生的主要原因，事实上，脊髓型颈椎病可受慢性劳损的影响：

①日常生活习惯不良：长时间躺着玩手机、看电视、打麻将，都容易引起颈椎间盘、颈部肌肉、筋膜、韧带的劳损，加速颈椎的退变。

②睡眠姿势不良：睡眠时枕头过低、过高或过硬，睡卧姿势不

良，弓腰屈膝，头枕过度偏转可导致颈椎间盘内部受力不均，致使颈椎旁肌肉、韧带及关节平衡失调，从而加速颈椎的退变过程。

③工作姿势不当：长期伏案于办公桌前，屈颈状态下颈椎间盘压力远高于颈椎中立体位时，会加速颈椎的退变。

④感受风寒：平时不注意颈部保暖，颈部在受到风寒侵袭的影响时，会使颈背部肌肉保护性痉挛，两侧肌张力增高，颈肌内部血液循环和能量运输障碍，加速颈椎的退化程度。

以上情况虽然不是直接对颈椎脊髓造成压迫，却加速了这一过程，并减弱了人体自我修复的进程，可以这么说，这些因素，都是脊髓型颈椎病发生名副其实的"帮凶"。

得了脊髓型颈椎病怎么办？该如何治疗呢？

脊髓型颈椎病是颈椎病中最严重、最危险，同时也是治疗效果较差的一种，自我保健的效果极其有限。临床中，经常存在这种情况：颈椎CT或颈椎MRI上看患者的脊髓压迫很大，报告单上写得也很严重，但症状却很轻微，也就是说，患者仅有颈部僵硬乃至肢体发麻的症状，并没有出现行走不稳、双脚有踩棉花感等症状。这种情况属于影像学上的"脊髓型颈椎病"，跟临床所说的脊髓型颈椎病有很大的区别，可能原因是：①脊髓的压迫不是突然或短期形成的压迫，是慢慢形成的，人体的自我修复和适应极大地减缓了症状的出现；②个体差异。

对影像学上显示压迫很大，症状也很严重的患者，建议到医院进行治疗，保守治疗无效的情况下，一般还是选择手术治疗。对于影像学上显示压迫很大，症状不是太严重的患者或影像学上显示压迫不太大，症状也不严重的患者，大多可以选择保守治疗，辅助自我的保健。

诊 断 要 点

病史： 长期伏案工作或外伤所致。

症状： 慢性发病，从双侧或单侧下肢发沉麻木，随之出现行走困难，下肢肌肉发生紧、行走不稳，有足踩棉花样感觉，可出现大、小便失禁。

体征： 四肢肌张力增高，肌力减弱，腱反射亢进，腹壁反射、提睾反射、肛门反射减弱，霍夫曼征、巴宾斯基征阳性。

影像学检查： 颈椎CT、颈椎MRI提示，有颈椎间盘突出等导致椎管狭窄、脊髓受压的征象。

自 我 治 疗

灸法：

百会穴[1]，风池穴[2]，颈百劳穴[3]，颈夹脊穴[4]，大椎穴[5]，肩井穴[6]，足三里穴[7]，关元穴[8]，阳陵泉穴[9]，梁丘穴[10]，阿是穴[11]（如图4-1）。

---

[1]百会穴：头顶正中间，两耳尖连线的中点。

[2]风池穴：后头部下两条大筋外缘的凹陷处，此凹陷大致与耳垂齐平。

[3]颈百劳穴：第七颈椎棘突向上两横指，并向外一横指。

[4]颈夹脊穴：后正中线上，七个颈椎各椎棘突下旁开半横指处。

[5]大椎穴：颈背部交界处最高凸起的椎骨下凹陷中。

[6]肩井穴：后正中线上的颈背部交界处的最高凸起与肩峰端连线的中点。

[7]足三里穴：同侧手张开，食指第二指关节桡侧缘对准犊鼻穴下缘，小指第二指关节处。

[8]关元穴：脐中与耻骨联合上缘中点连线的上与下交点处。

[9]阳陵泉穴：膝关节外下方，腓骨头凸起前方凹陷中。

[10]梁丘穴：大腿部膝盖上方，髌骨外侧端上2寸。

[11]阿是穴：以痛为腧，痛点的位置。

　　选取长20cm长的艾条，点燃一端，距离上述穴位皮肤3cm左右，每穴灸5分钟，灸至皮肤温热发红为度。操作时需谨慎施灸，预防烫伤。

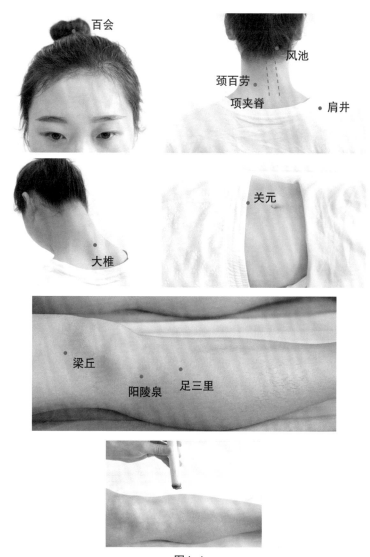

图4-1

推拿：

1. 双手屈肘上抬，依次以两手食、中、无名三指指面交替按揉百会穴、风池穴、颈百劳穴各1分钟（如图4-2）。

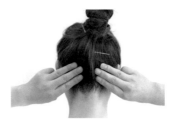

图4-2

2. 再自风池穴至颈根穴[1]部，自上而下拿揉颈夹脊穴5分钟（如图4-3）。

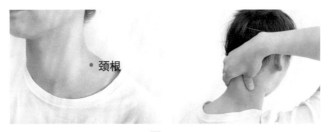

颈根

图4-3

3. 以肚脐（神阙穴[2]）为中心，两手掌面交替摩腹10余圈（如图4-4）。

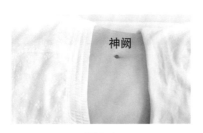

神阙

图4-4

[1] 颈根穴：颈根部外侧3cm凹陷处内端，斜方肌、肩胛提肌、胸锁乳突肌交界处。

[2] 神阙穴：肚脐眼中点。

4. 拇指指腹按揉大椎穴、关元穴、足三里穴、阳陵泉穴、三阴交穴[1]等穴各1分钟，以酸胀为度（如图4-5）。

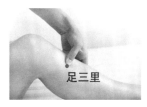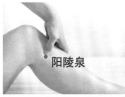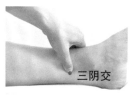

图4-5

导引：

1. 托头拔颈：

头微微后仰，双手交叉托于头后方，同时头向上顶，双手向上提托头颈，同时配合胸背部后仰，一张一弛，往返20～30次（如图4-6）。

2. 耸肩缩颈：

双肩尽量往上耸，头往下

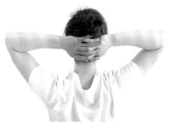

图4-6 托头拔颈

沉，稍停片刻，双肩尽量下沉，头往上顶，耸肩时吸气，沉肩时呼气，一上一下为1次，共做10次（如图4-7）。

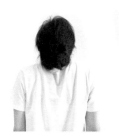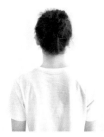

图4-7 耸肩缩颈

---

[1]三阴交穴：手四指并拢，小指下边缘紧靠内踝尖上，食指上缘，小腿内侧骨后方。

3. 头颈对抗式：

坐在凳子上，身体不动，一只手扣住凳子面部，另一手把头扣住，同时用力，对抗拉伸，连做20次（如图4-8）。

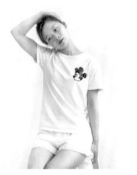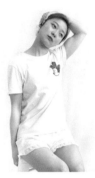

图4-8 头颈对抗式

以上动作均不可猛然用力或幅度过大，需缓慢加力，循序渐进。

注意以下人群不可盲目做导引：

1. 颈椎有先天畸形或颈部有外伤病史者。

2. 伴头晕、恶心、心慌、胸闷等异常症状频发，甚则猝倒，立即停下，请及时就医。

3. 颈部有外伤或颈部血管瘤等先天病史者。

【注意事项】

1. 脊髓型颈椎病，在没有影像学检查时，切忌在颈部施行随意的扳法或正骨推拿手法，可能会加重脊髓损伤，应尽早到医院规范就诊。

2. 改变生活习惯，避免长时间伏案工作，避免颈椎长时间维持在一个姿势下，保持脊柱的正直。

3. 加强颈肩部肌肉力量的锻炼，游泳就是比较好的颈肩腰背部肌肉锻炼的运动方式。平时可做头及双上肢的前屈、后伸及旋转活动，既可缓解疲劳，又能锻炼肌肉力量，有利于维持颈椎的稳定性，保护颈椎间盘和小关节。

4. 注意颈肩部的保暖，避免长时间吹空调或空调温度过低。

5. 科学合理选用枕头，避免高枕睡眠的不良习惯，避免头颈部长时间处于屈曲状态。

6. 坐车时不要打瞌睡，避免急刹车时突然甩头。

7. 早期彻底治疗颈肩部软组织劳损，避免其发展为颈椎病。

8. 适当参加游泳、羽毛球、太极拳等锻炼。

9. 颈部CT/MRI显示脊髓压迫较大者，劳动或走路时要防止闪、挫伤颈椎。

5

落枕
——肌肉的过，枕头的错

陈某："医生，我今天真是见鬼咯，一觉起来脖子就疼得不得了了，头也转不了了。"

医生："最近有没有特别劳累，睡觉时有没有受寒？"

陈某："昨晚本来好好的，喝着冷饮、吹着风扇、看着栅栏外的人来人往、车水马龙，与家人闲坐于庭院之中……"

医生："冷饮、风扇？你这是落枕啦！"

陈某："落枕？什么是落枕？为什么会落枕？严重吗？要怎么办？"

医生："呃，别急，不要担心，听我慢慢说来。"

落枕民间又称为失枕，它在生活中也是常见且多发的一种病，常常在起床的时候出现症状。

为什么落枕容易在睡一觉起来后出现呢？

这是因为白天颈椎的活动比较频繁，颈部的肌肉随之得到拉伸和收缩，颈肌内部血运良好，不容易出现痉挛和疼痛；睡眠时，因颈椎长时间处于静止状态，肌肉—肌腱的局部血运较差，代谢相对减慢，此时如果睡眠姿势不当，一侧的颈部肌肉长时间受到牵拉，就有可能出现肌纤维痉挛、水肿，刺激神经末梢，出现疼痛和颈部活动障碍。如果睡眠姿势不当的同时感受风寒，则发生落枕的机会会大大增加。我们知道，颈椎病患者颈部肌肉都很容易疲劳，如果患者平素患有颈椎病，那么在上述情况下，发生落枕的概率就非常高。反过来，如果经常发生落枕，说明颈椎已经有问题了。

什么样的人容易发病呢？

对于没有颈部肌肉劳损或颈椎病的人来说，只要枕头合适，注意保暖，一般情况下是不会发生落枕的。但像陈女士这种习惯于弓背屈膝而入睡，并长期伏案工作、低头玩手机的人来说，就特别容易诱发落枕。

发病有季节性吗？

一般来讲冬春季节发病率较高。

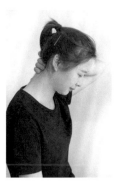

怎样判断是否是得了落枕呢？

● 晨起后感觉颈部疼痛不适，活动受限，多为单侧疼痛（如图5-1）。

● 多数患者有长时间低头伏案工使颈肩部劳累或感受风寒的病史。

图5-1 颈部不适

● 颈部活动受限，头部朝一侧旋转时疼痛。

● 严重的落枕可能会引起轻度头痛，低头和抬头困难，夜间疼痛加重，影响睡眠。

同样是患了落枕，为何有些人只仰头时背部疼痛？

落枕主要为颈部肌肉或颈部筋膜和韧带组织等损伤，这些肌肉主要累及斜方肌、斜角肌、肩胛提肌及胸锁乳突肌（如图5-2）；颈部筋膜主要为项筋膜，颈部韧带主要有棘上韧带、棘间韧带及项韧带组成（如图5-3）。

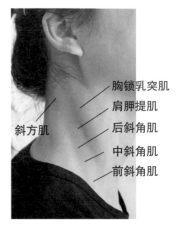

图5-2 颈部肌肉

落枕时，由于上述4块肌肉大多受累，因此主要症状表现为单侧的疼痛，严重的出现头歪向健侧，头朝健侧转头时疼痛不明显，但往患侧转头反而疼痛明显。有些患者只出现仰头时背部疼痛，转头时疼痛反而不明显，这种情况，大多跟颈胸部的竖脊肌、多裂肌的损伤有关。

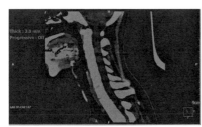 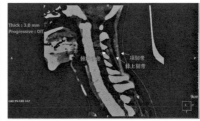

图5-3 颈部韧带

事实上，在这许多颈部肌肉深层中，还埋藏着纵横交错的小血管和末梢神经是我们平时肉眼看不到的。当落枕很严重时，颈项部肌肉的痉挛会影响到这些小血管和末梢神经，吞咽都会觉得难受，有的还会有恶心、呕吐，甚至头昏、头痛的症状。

落枕是怎么发生的呢？

● 不良的生活习惯：

①睡前长时间躺着玩手机、看电视或不良体态入睡等。

②睡眠时枕头过低、过高或过硬，睡卧姿势不良，弓腰屈膝，头枕过度偏转。

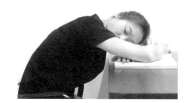

图5-4 颈部侧屈姿势

③对青少年或未成年人来说，骨骼、肌肉组织都还处于生长阶段，还未定型，白天需立于学堂之上，晚上苦学于灯光之下，极易疲惫伏桌而睡，颈部常处于侧屈姿势，容易造成颈部肌肉、韧带拉伤引起疼痛（如图5-4）。

④对于成年人来说，骨骼、肌肉组织生长已基本定型，长期伏案于办公桌前，加之喜于弓背屈膝而入睡对颈椎的伤害是一加一大于二的，极易造成颈部肌肉疲劳，引起落枕（如图5-5）。

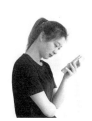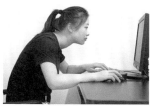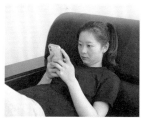

图5-5 日常错误姿势

● 枕头和睡姿的姿势

枕头有多重要呢，在清宫剧或古装剧中，睡姿各异，以下睡姿看着是挺美，就是伤脖子（如图5-6）。

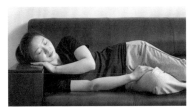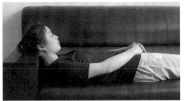

图 5-6 错误枕睡姿势

● 受寒

白昼属阳，黑夜属阴，颈部在阴夜受到风寒侵袭，寒邪入里，会使颈背部肌肉发生痉挛、水肿。如果平素有颈肩部损伤或劳损史，稍感风寒或睡姿不良，极易引发落枕。

到底该怎么睡觉呢？

① 颈部防寒保暖。

颈部受寒冷刺激会使肌肉血管痉挛，加重颈部板滞、疼痛。早晨出门时，可以围上围巾或披肩不让颈部受凉；夏天打开空调，注意不要让冷气直接往颈部吹。

② 选择合适睡枕。

睡枕的高低软硬对颈椎有直接影响，最佳的睡枕应该是能支撑颈椎的生理曲线，并保持颈椎的弧度。并且枕头要有适当的弹性，可以使用荞壳枕、乳胶枕等，具体视个人喜好体型而定（如图5-7、5-8）。

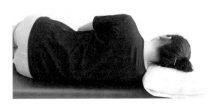

图5-7　正确侧睡睡姿

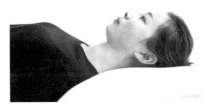

图5-8　正确平卧睡姿

③ 正确的睡姿。

睡姿应顺应颈椎的生理弯曲，建议采取仰卧位睡姿。正确睡姿可以减轻颈部负担，使颈部肌肉处于放松状态，避免出现肌肉过度拉伸、痉挛。

④ 正确的站姿及坐姿。

在日常生活中，每个人的坐姿形态各异，不乏含胸驼背的人群。不良的站姿及坐姿都会引起颈椎的提前退化，这种退化并不是我们平时所说的老年性退变。因此，日常生活中我们应该挺直胸背，这样有利于维持颈椎正常的弧度。

温馨提示：如果停留在一个姿势太久，会给肌肉造成较大负担，因此每隔1～2小时需改变姿势，做适当的颈椎操，活动身体。

诊 断 要 点

病史： 有长时间伏案或颈部劳损史。

症状： 急性发病，睡醒后突然一侧颈背部出现疼痛，活动不利，头颈部不能自由旋转，尤其是向患侧转头，疼痛加重。

体征： 患侧胸锁乳突肌、斜方肌、斜角肌及肩胛提肌等处压痛明显，严重的可见局部肿胀、偏高。

自我治疗

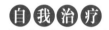

灸法：

落枕穴[1]，风池穴[2]，颈百劳穴[3]，颈夹脊穴[4]，肩井穴[5]，后溪穴[6]，阿是穴[7]（如图5-9）。

选取长20cm长的艾条，点燃一端，距离上述穴位皮肤3cm左右，每穴灸5分钟，灸至皮肤温热发红为度。以上穴位均在发根部在操作时需谨慎施灸。

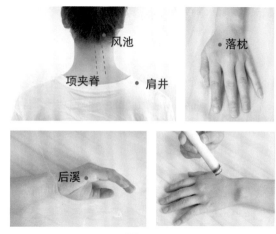

图5-9

[1] 落枕穴：在手背，第2、3掌骨间，掌指关节后半横指处。

[2] 风池穴：后头部下两条大筋外缘的凹陷处，此凹陷大致与耳垂齐平。

[3] 颈百劳穴：第七颈椎棘突向上两横指，并向外一横指。

[4] 颈夹脊穴：后正中线上，七个颈椎各椎棘突下旁开半横指处。

[5] 肩井穴：后正中线上的颈背部交界处的最高凸起与肩峰端连线的中点。

[6] 后溪穴：第五掌指关节后近赤白肉际处。

[7] 阿是穴：以痛为腧，痛点的位置。

推拿：

1. 以一侧食、中、无名三指指面交替按揉或拿揉患侧胸锁乳突肌穴、斜角肌、斜方肌等病变的肌肉（如图5-10）。

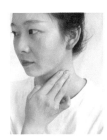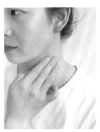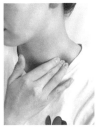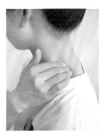

图5-10

2. 拇指和食、中、无名三指相对用力拿揉颈项部、肩井穴，两手交替操作，再以食、中、无名三指并拢按揉风池穴（如图5-11）。

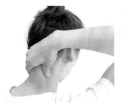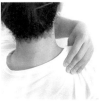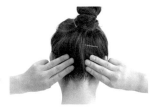

图5-11

3. 最后，在疼痛局部涂以具有润滑效果的擦剂（如冬青膏），以拇指指面及大鱼际擦肉局部疼痛组织，往返10余遍，拇指按揉落枕穴、后溪穴1~2分钟，结束治疗（如图5-12）。

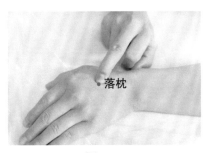

图5-12

导引:

1. 左右摆头式:

坐在凳子上,双臂自然下垂,头先向左摆,然后再向右摆,这样反复30次(如图5-13)。

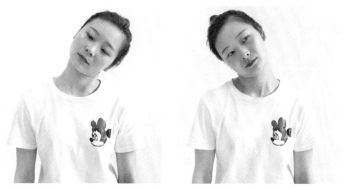

图5-13　左右摆头式

2. 左顾右盼式:

即旋转颈部,坐在凳子上,身体不动,先向左旋转颈部90°,再向右旋转颈部90°,连做20次(如图5-14)。

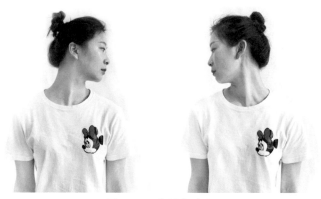

图5-14　左顾右盼式

3. 头颈对抗式：

坐在凳子上，身体不动，一只手扣住凳子面部，另一手把头扣住，同时用力，对抗拉伸，连做20次（如图5-15）。

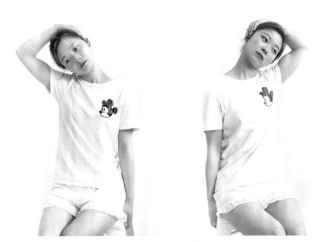

图5-15　头颈对抗式

注意：以上动作均不可猛然用力或幅度过大，需缓慢加力，循序渐进。

以下人群不可盲目做导引：

1. 颈椎有先天畸形或颈部有外伤病史者。

2. 伴头晕、恶心、心慌、胸闷等异常症状频发，甚则猝倒，立即停下，请及时就医。

3. 颈部有外伤或颈部血管瘤等先天病史者。

预防：

1.用枕适当，最佳的枕头应该是能支撑颈椎的生理曲线，并保持颈椎的平直。

2.颈部保暖、姿势正确，避免颈部经常受寒。

3.颈部的损伤也会诱发本病，特别乘坐快速的交通工具，遇到急刹车，会发生"挥鞭样"损伤，如有发生请及时就医。

【注意事项】

1.落枕是自愈性疾病，一般5～7天能自愈，但及时治疗可缩短病程，减轻痛苦。

2.当严重的落枕未得到及时治疗时，部分患者可能会出现患侧肌肉僵硬和组织粘连等，发展为慢性颈部疼痛。

3.部分患者出现落枕时，进行粗暴推拿按摩，可能会出现头晕、头痛、手麻等症状，尤其是老年患者，可能会导致瘫痪等更严重的后果。

4.当落枕症状反复发作或长时间不愈，应考虑是否存在颈椎病，需要找专科医生检查，以免延误病情。

5.当出现严重的落枕，都伴有中重度的肌肉痉挛和损伤，不可盲目地进行正骨治疗，尤其对于症状严重的高龄患者，应该及早去医院接受正规的治疗。

颈痛又心慌胸闷
——颈椎病也能影响交感神经

夏女士："医生，我最近情绪太差了，心烦意乱、心慌胸闷，一到下午就加重，颈椎也酸痛，难受得不行，头也昏沉沉的。"

医生："麻烦再具体说一下您症状。"

夏女士："最近单位要赶一份材料，加班加得比较勤，刚开始只是颈椎不舒服，紧绷绷的酸痛难受，这几天情况越来越糟糕，一到下午就觉得心烦意乱，精神集中不起来不说，还觉得一阵阵的心慌，感觉心脏都要跳出来了。今天感觉连喘气都有点困难，胸部憋闷，还容易出汗，等汗一出完，又会觉得冷。"

医生："您以前有没有出现过心慌胸闷？爬楼梯或者活动后会不会觉得喘气困难？胸口有没有觉得刺痛？有没有检查过？"

夏女士："前段时间单位才刚刚体检过，血压、血糖都正常，心电图，抽血化验、CT、核磁共振都做了，医生说除了颈椎有点退化外，没什么大问题。"

医生：好的，我帮您看看……

夏女士，48岁，会计师，有长时间电脑前伏案写材料的习惯。

基本情况：平时工作很忙，下班后回家只想瘫坐在沙发上，不喜欢户外运动，每周只有1天休息时间。近期因工作压力非常大，精神和身体都处于紧张的状态，每天下班都觉得颈肩背部酸痛，像块钢板一样压在颈肩部。这三天来一到下午就会心烦意乱的，精神状态极差，心慌、胸闷，呼吸不畅，感觉活得很累。

夏女士这是冠心病吗？心肌缺血？心肌梗死？神经官能症？严不严重？

别紧张！夏女士体检已经做过很多检查，除了颈椎有点退化外，并没有发现什么大问题。事实上，夏女士之所以出现这些症状，与她长时间低头伏案工作，高强度的压力和精神紧张有直接的关系。

跟着医生先来看一看自己：

我们可以先对着镜子，通过"望""触""动"的步骤来看一看、摸一摸、动一动，了解一下自己的颈椎。

"望"：观察颈椎两侧的肌肉对不对称，颈椎会不会前倾；低头时后颈部肌肉会不会隆起、下巴能不能贴到胸骨等。

"触"：用手触摸、拿捏颈部的肌肉，确定肌肉是柔软还是僵硬、紧张，有没有结节点、硬结肿块等。

"动"：颈椎低头、仰头时颈部痛不痛，左右旋转时下巴能不能贴到肩部等。

正常颈椎的弧形同胸椎的弧形是相反的，颈椎凸向前，胸椎凸向后，也就是我们说的"S"形。如果长时间内伏案，会导致颈椎曲度变直，"S"形会变成没有了曲度的"1"形，成为导致"富贵包"结构性的诱因。

颈部疼痛伴心烦意乱、心慌胸闷的症状是怎么产生的？

颈椎病发生的关键因素是颈椎间盘的退变即颈椎间盘的膨出、突出，当颈椎间盘发生的退变出现后，突出的髓核会刺激或压迫到分布于后纵韧带和颈椎椎体后缘的窦椎神经纤维，导致受窦椎神经纤维支配的下游肌肉等软组织发生痉挛、缺血而易于疲劳，出现颈肩部酸痛难受等症状。交感型颈椎病属于颈椎病当中的一种类型，因此，夏女士参加单位体检时发现颈椎有退变，出现颈椎不舒服，紧绷绷的酸痛难受就不奇怪了。

事实上，颈椎的退化是"筋—骨"一体的退化，除了骨质增生、椎间盘变性以外，还有软组织的损伤或劳损。交感神经一般伴行于神经丛和动脉丛，颈椎的退化除了会影响窦椎椎神经纤维以外，还可能会对交感神经造成刺激，尤其是椎动脉的周围分布有丰富的交感神经纤维，一旦椎动脉受刺激或压迫，必然会波及其周围的交感神经，出现头部、五官、心脏等症状。如头部的症状主要表现为头闷痛或偏头痛，伴有头昏或头脑不清，患者一般会觉得整体昏昏沉沉的，记忆力变差，有时还有恶心、呕吐、容易疲乏等症状；五官的症状会表现视物模糊，眼睛干涩难受，咽喉不适或有异物感。耳鸣、听力下降；心脏的症状会表现为心慌、胸闷甚至心前区疼痛等症状，但大多为一过性发作。其他症状还有血压波动，肢体发凉怕冷、汗多、皮肤刺痛等症状。

椎动脉周围分布有丰富的交感神经纤维，当椎动脉受到刺激或压迫时，交感神经纤维也同样受到了刺激，往往会导致椎动脉发生痉挛，加重椎—基底动脉的缺血。另外，神经纤维受刺激后会释放出神经肽等递质，促进巨噬细胞释放出致痛物质，加重颈肩部疼痛的症状。

值得注意的是，颈椎的退变之所以出现心烦意乱、心慌胸闷的症状，是因为交感神经分布于心脏周围，交感神经的过度兴奋会导致心脏冠状动脉发生反射性的收缩，引起短暂的心血管痉挛或心肌缺血。这种症状虽然反复出现，但一般不严重。如果患者出现明显的胸闷、胸痛症状，就要考虑冠心病、心肌梗死之类的疾病了，需要尽快到医院积极诊治，以免耽搁病情。

现在终于明白了夏女士出现这些症状的原因，都是颈椎惹的祸。加之她工作压力太大，精神状态较差，出现了轻度的心理问题。下面我们来看看如何治疗和预防。

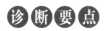

病史：低头伏案时间久，工作压力巨大。

症状：颈肩部僵硬、酸痛难受，头昏沉，心烦意乱，心慌胸闷，精神差。

体征：枕颈交界处、风府穴、哑门穴、天柱穴、颈部两侧肌肉压痛，颈部活动欠灵活，甚至活动颈椎时咔咔响（如图6-1）。

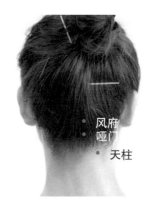

图6-1

辅助检查：颈椎影像学检查提示颈椎退变。

自我治疗

灸法：

选取长20cm长的艾条，点燃一端，距离内关穴[1]、膻中穴[2]、心俞穴[3]2～3cm，每穴灸5分钟，灸至皮肤温热发红为度。灸天柱穴[4]、百会穴[5]，这两穴被头发遮挡，可距离3cm反复顺时针或逆时针旋转灸（如图6-2）。

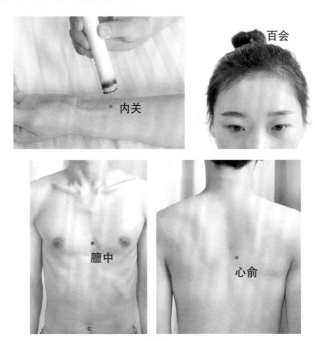

图6-2

[1] 内关穴：前臂前区，近掌侧腕横纹向上两横指，两筋之间的凹陷中。

[2] 膻中穴：两乳头连线与前正中线的交点。

[3] 心俞穴：第5胸椎棘突下，旁开两横指处。

[4] 天柱穴：颈后部两条大筋直上与后发际缘交接处的凹陷中。

[5] 百会穴：头顶正中间，两耳尖连线的中点。

推拿：

1. 两手屈肘上抬，依次以两拇指直面或食、中两指指面环旋按揉两侧颞肌、前顶穴[1]（如图6-3）。

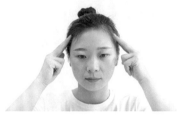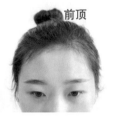

图6-3

2. 食、中、无名三指并拢按揉风府穴[2]、哑门穴[3]，拇指直面按揉百会穴、风池穴[4]各1分钟（如图6-4）。

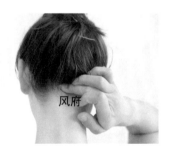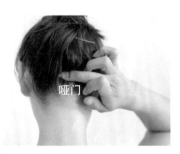

图6-4

3. 拇指和食、中、无名三指相对用力拿揉颈项部、肩井穴[5]两手交替操作，往返3遍（如图6-5）。

[1] 前顶穴：头正中线上，百会穴向前两横指处。

[2] 风府穴：枕外隆突直下，后发际两条大筋之间凹陷中。

[3] 哑门穴：后发际正中直上0.5寸，第一颈椎下凹陷中。

[4] 风池穴：后头部下两条大筋外缘的凹陷处，此凹陷大致与耳垂齐平。

[5] 肩井穴：后正中线上的颈背部交界处的最高凸起与肩峰端连线的中点。

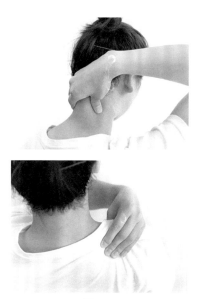

图6-5

4. 按压内关穴、间使穴[1]各1分钟，以食指、中指掌指关节从颈胸结合部到膻中穴，往返3遍（如图6-6）。

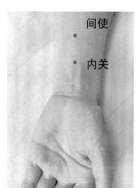
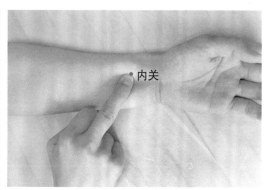

图6-6

[1] 间使穴：前臂前区，腕横纹向上四横指，掌长肌腱和桡侧腕屈肌腱之间。

导引：

1. 饿虎扑食：

口诀：两足分蹲身似倾，屈伸左腿相更，昂头胸作探前势，偃背腰还似砥平，息息调远均出入，指尖着地赖支撑，降龙伏虎神仙事，学得直形也卫生。

动作姿势：（如图6-7）

上身微俯，两手握拳，缓缓自身前提起，径腰间肘掌心朝上，身直胸展。不停，两拳顺着胸部向上伸，拳心转向里，同时屈膝、屈胯、微蹲蓄势，配以深长吸气。

左脚踏前一步，顺势成左弓步，同时臂内旋变掌向前下扑伸，掌高与胸齐，眼视两手。在扑伸的同时发"哈"声吐气。不停，身体前倾，腰部平直，将胸中余气呼尽，顺势两手分按至左脚两侧。头向上略抬，两眼平视及远。极目远眺。

前两个动作要协调一致。两脚不动，起身后坐同时两手握拳，沿左腿上提。其他动作与前述之动作同。如此共扑伸3次，左脚收回，右弓步动作与左弓步同，唯左右相反。

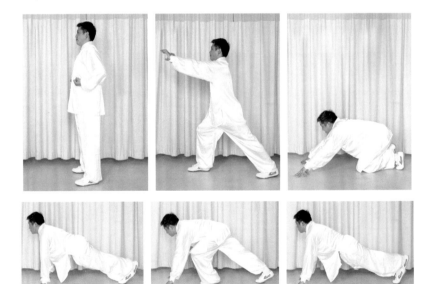

图6-7 饿虎扑食

2. 九鬼拔马刀：（如图6-8）

（1）两脚与肩同宽，两手侧平举，手心朝下。

（2）左势：右手向前上绕头裹左耳，左手向后下手心朝后贴于脊背；两膝微曲，腰胯左转，含胸低颌，扭身看右后（右踵），全身内合，左手顺脊背上推；松腰直身，两肘外展，开胸舒伸。

（3）右势：姿势同左式，惟左右手相反。

（4）左右势各做三遍，回到初始动作。

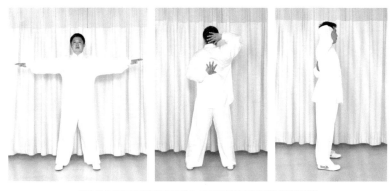

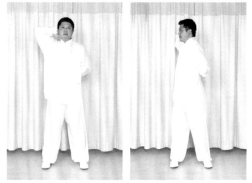

图6-8 九鬼拔马刀

双手搓热，以掌心按于颈部酸痛点，搓热局部，热透自己耐受为度，搓热后会让肌肉放松。

预防：

1. 凡颈椎病的高发人群如会计、教师、文字工作者、电脑操作员等建议避免长时间持续低头位工作，3～5天调整一次看屏幕的高度。

2. 枕头是用来枕颈的，不是枕头。合适的枕头高度应该是仰卧时枕头最高点应在颈后正中间，使枕、颈部同时贴枕头。侧卧时使枕头的支点位于颈部侧方的中央，头部要略低一点。睡觉时要仰卧、侧卧交替。另外，枕头的材质要软硬适中，避免选择过硬的材质。

3. 改掉生活中的不良习惯，如躺在床上看电视、看书、坐位睡觉的习惯，不做低头族，减少"葛优躺"等。

4. 做好颈部的保暖工作，保持心情的愉悦，学会放松自我。

5. 加强颈背部肌肉的锻炼。

【注意事项】

1. 颈椎有先天畸形或颈部有外伤病史者，慎用导引功法。

2. 如若伴有耳鸣、耳聋，周围物体围绕自己旋转，闭眼时减轻，请至医院专科就诊排除其他病，如耳石症、或脑血管意外等。

3. 如若伴有转头时恶心等异常症状频发，甚则猝倒，请及时就医。

4. 若家族有心脏病史，近期心慌胸闷症状明显，去到医院就诊。

7

你的颈背腰怎么了?

颈肩背都痛
——有福不同享，有难却同当

李女士："医生，我的颈椎太痛了，牵扯着肩背部也是痛，一动脖子感觉疼痛更明显。"

医生："有多长时间了，经常这样吗？"

李女士："最近学校要赶一份材料，就连续在电脑面前加班，这两天感觉颈肩背都疼，越来越严重。"

医生："没有做过什么检查？"

李女士："前几天才刚刚体检过，拍了个颈椎的片子说是曲度变直，其他也记不得有些什么。"

医生："好的，医生帮您看看。"

　　李女士,32岁,某高中数学老师。1周前因小组考核,连续伏案工作数小时候后,感颈部酸痛伴肩背部隐痛。

　　李女士:"医生,我1周前连续工作了几小时后,就感觉颈部和肩部不行了,颈部非常酸痛,肩背部也觉得有点隐痛,仰头、转头、抬肩时疼痛更明显了。同事们告诉我,这个病是肩周炎,让我贴贴膏药看看。"

　　医生:"您贴完膏药后感觉怎么样,病情有没有缓解?"

　　李女士:"感觉贴着膏药的时候疼痛稍微减轻点,撕了后就恢复原样了,而且每天工作后感觉症状更严重了。"

　　医生:"手臂上举、后背有没有问题?"

　　李女士:"上举和后背都可以的,只是在做这些动作的时候觉得背部隐痛。"

　　医生:"您这个初步考虑更像是颈椎的问题,与肩周炎的关系可能不大。这样吧,您去拍一个片子,医生们再明确治疗方案。"

　　在结束问诊后,医生给患者做了专科体格检查,并且给她拍了片子。结果出来以后,进一步验证了医生的判断。在明确诊断后,医生给患者做了治疗,经过两次治疗后,患者自诉症状缓解了百分之七十左右。考虑到患者的工作性质,医生教给患者一套功能锻炼的动作,要求她在家自行进行功能锻炼。该患者非常配合,每天都一丝不苟地进行功能锻炼。一个月后再见到她,据患者自述,症状已经基本消失了,只是长久工作后症状会偶尔出现,自行功能锻炼,基本就能得到缓解。

　　日常生活中,患者往往会把肩背痛和肩周炎混淆起来,他们通常这样会问:"医生,我颈肩部都疼痛,是不是得了肩周炎了?"然而这真的是肩周炎吗?如果不是肩周炎那又是什么病呢?要解答这个问题,医生们需要了解一下颈椎的基本结构。

颈椎长什么样？

正常人的颈椎由七块椎体组成，每块椎体互相叠加、吻合，从而形成一个相对稳定的结构，这是我们颈椎稳定的基石。当我们的颈椎做正常的曲、伸等活动时，由附着在关节和椎体上的肌肉通过收缩、舒张的方式完成这些动作。要完成这些运动，还需要椎间盘、韧带等结构更为精密的协同作用。那这些结构之间的关系又是什么呢？在图7-1里，我们可以看到，椎间盘、韧带是把椎体与椎体连接在一起的一座桥梁，这座有弹性的桥梁跨过脊髓组织，在维持

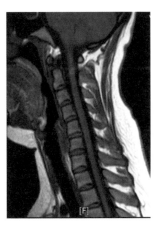

图7-1　颈椎MRI矢状位

椎体正常活动的同时，保护着脊髓。长期的不良姿势会使这道桥梁磨损、加速老化；外伤或者突然暴力冲击不但会对这座桥梁造成不可逆转的损伤，还会侵害到周围的结构组织。

椎体旁边分出的神经就像是身体的"通讯员"，他们从固定的位置出发，每人负责一定的区域，一旦哪位"通讯员"受伤，他所负责的区域就会出现问题。我们经常听说的椎间盘突出、椎体增生或骨刺压迫、受寒、软组织损伤等就是伤害这些"通讯员"的常见原因。

本案里的李女士，虽然体检时颈椎片子上只有颈曲的变直，由于她没做颈椎CT或MRI，我们还不清楚她的颈椎间盘有没有突出压迫神经的确切情况，但从颈椎病发病的规律来看，颈椎生理曲度的变直通常都是颈椎病的早期表现，而患颈椎病之前，一般都伴有颈部软组织劳损和颈椎间盘退化。因此，可以推断，李女士虽然没照颈椎CT或MRI，颈椎间盘的退化是存在的，并且很有可能出现了颈

椎间盘突出压迫颈神经根，导致她颈部酸痛伴肩背部隐痛。

我们再具体来看看颈椎神经根分布及其所支配的肌肉：颈3～4以上病变，可表现为颈项肌的压痛，部分患者会有不同程度的颈项肌无力或萎缩。颈4～5病变，可表现为颈部疼痛、肩部疼痛。颈5～6病变，疼痛会沿着上肢和前臂桡侧放射到拇指和食指。颈6～7病变，疼痛会沿着上肢和前臂桡侧放射到食指和中指。颈6～7、颈7及胸1病变：椎体旁、肩胛内下缘压痛明显。大部分情况下，颈椎的病变是多个，因此，出现的症状会比上述的范围要大得多。

有人可能会好奇，古人会生这种病吗？古代对这种病又是怎么认识的呢？古人善于见微知著，他们通过观察自身气机和宇宙自然，总结出了人体经络、穴位等内容，为疾病的诊治提供了依据。该病在传统医学里被称为"痹证""项痛""项痹病"等，古人认为，这个病的发生，跟风、寒、湿邪等邪气侵袭颈部，导致颈部经脉寒湿凝滞、瘀血闭阻、颈部气血运行不畅有关。《证治准绳》记载："颈项强急之证，多由邪客三阳经也，寒搏则筋急，风搏则筋弛。"可见，古人认为此病常发于手三阳经循行处，也就是手阳明大肠经、手太阳小肠经和手少阳三焦经之处。在临床中，可以根据患者具体疼痛部位，寻找与之相关的经络，选择相应的穴位进行治疗。

在临床工作中，仅仅懂得这些知识对于疾病的诊断和治疗是远远不够的，上文提到过，医生让患者去拍颈椎"片子"。那么，这位患者拍的是什么片子呢，是颈部CT？颈部X光片？还是颈部MRI？

颈椎的"X光片"有哪些？

医生平日所说的"颈椎X片检查"其实是一个笼统的概念，它包含颈椎正位片、颈椎侧位片、颈椎张口位片、颈椎双斜位片、颈椎过屈位片和颈椎过伸位片。医生通常会根据患者的症状来选择相应的检查。在此不再赘述（如图7-3）。

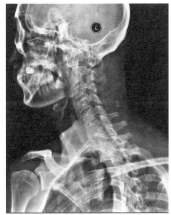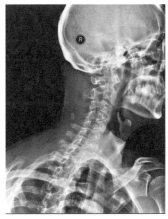

图7-3　颈椎双斜位片

其中,对于肩背疼痛来说,颈椎双斜位片可以看到椎间孔的形态,而椎间孔就是神经从脊椎发出的位置,就是神经根的位置。正常椎间孔在斜位片上显示为规则的花生形或者卵圆形,其周围光滑平整,为从此处发出的神经根提供了一个良好通道。一旦椎间孔及其周围组织发生异常改变,如最常见的椎体后缘骨质增生、钩突关节增生、椎间孔孔壁本身的增生等,便会造成椎间孔狭窄,使原本宽敞的空间变得狭小,从而导致神经根压迫(如图7-4)。

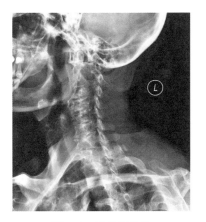

图7-4　异常斜位片

从颈椎间孔出来的神经主管着肩背部相关肌肉和组织的运动、感觉。上文说过,神经是身体的"通讯员",一旦某位"通讯员"受伤,他所负责的区域就会出现异常,这就是为什么患者颈椎疼还伴随肩背部疼痛的原因。神经根受压有时会出现剧烈的疼痛,此时患者往往呈现出强迫体位,必须把疼痛的一侧上肢上举方觉疼痛减轻,如果长时间不进行治疗,往往会导致神经所支配的区域出现肌肉萎缩和感觉减退。

类似这样的情况,都是颈椎神经根压迫导致的吗?

除神经根受压迫外,长期的伏案低头等不良姿势或者颈椎病长期未治疗,也使周围的肌肉等软组织发生痉挛、劳损,进一步加重引起颈肩背部的疼痛。颈椎的小关节紊乱也会导致颈肩背部疼痛,同时伴有颈椎受限活动的症状。

此外,在神经根受刺激或压迫所致的颈肩背痛中,颈椎间盘的突出是个很重要的原因。颈椎间盘的急性突出所致的颈肩背部疼痛多为急性发作,症状往往很剧烈,临床上,可以通过颈椎CT或者MRI检查观察椎间盘突出的位置、方向和大小(如图7-5)。

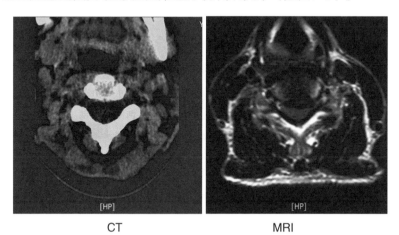

CT   MRI

图7-5 颈椎间盘突出

平时如何预防该病？

从本案不难看出，李女士因为工作需求，经常需要伏案工作数小时，颈部肌肉等软组织长时间得不到放松，在不知不觉中诱发了上述症状。很多患者可能会认为自己就是因为某几天超负荷的工作才导致了疾病的发生，殊不知"冰冻三尺非一日之寒"，颈椎病属于慢性劳损性疾病，病变已经存在，某几天的超负荷工作，只是压倒骆驼的最后一根稻草。因此，在日常生活和工作中，我们需要有颈椎保养的意识，注意保持正确的坐姿，避免长时间的伏案低头，注意颈部保暖且平日多进行颈部肌肉的功能锻炼。另外，人生1/3的时间是在睡眠中度过的，合适的枕头也是保持颈椎健康的重要保证，枕头不可过高或过低。

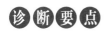

病史：长期保持低头状态的人群。

症状：颈部酸痛伴随肩背部隐痛或剧痛。

体征：颈部、肩背部压痛，颈椎活动到某一位置时，症状加重。

辅助检查：颈椎斜位片示椎间孔狭窄，颈椎骨质增生；CT或者MRI提示颈椎间盘膨出或突出。

自我治疗

灸法

风池穴[1]、肩井穴[2]、天宗穴[3]、肩髃穴[4]、阿是穴[5]（如图7-6）。选取长20cm长的艾条，点燃一端，距离上述穴位皮肤3cm左右，每穴灸5分钟，灸至皮肤温热发红为度。

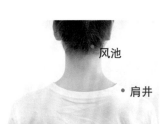
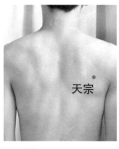
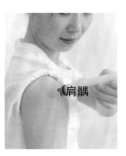

图7-6

推拿：

1. 以食、中、无名三指并拢按揉颈椎一侧疼痛的肌肉1分钟，拇指和食、中、无名三指拿揉颈项部肌群，自上而下往返3~5遍。

2. 继续食、中、无名三指并拢按揉肩井的同时，左右旋转颈部5~10次，拿揉肩井部5~10次。

3. 将患侧上肢上抬，另一手中指、无名指按揉患侧大圆肌、小圆肌处1分钟，食、中指点揉天宗等阿是穴各1分钟，配合患者环转运动5~10圈。以上操作可配合介质，以增加局部透热度（如图7-7）。

---

[1] 风池：后头部下两条大筋外缘的凹陷处，此凹陷大致与耳垂齐平。

[2] 肩井：后正中线上的颈背部交界处的最高凸起与肩峰端连线的中点。

[3] 天宗：肩胛冈中点与肩胛骨下角连线的上1/3与下2/3交点凹陷中。

[4] 肩髃：上臂外展至水平位，肩峰前下方凹陷处。

[5] 阿是穴：以痛为腧，痛点的位置。

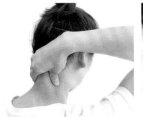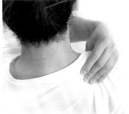

图7-7

导引：

1. 摘星换斗式：

（1）口诀：双手擎天掌覆头，再从掌内注双眸，鼻端吸气频调息，用力收回左右眸。

（2）动作姿势：（如图7-8）

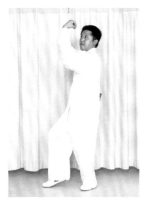

图7-8 摘星换斗式

①双手擎天掌覆头：右手经身体右侧缓缓向上举起，掌心朝天，五指朝左弓，松肩直臂左手臂外劳宫紧贴命门。舌抵上腭，仰面上观手背，透过手背看九天之上，身体自命门起上下双向伸展。

②俯首贯气：右掌翻转向下，生屈肘，头正，舌尖自上腭自然放下，眼平视前方或轻闭，同时"神返身中"。久练后与双手擎天连续练习时有"人在气中，气在人内"，内外一气的感觉。松腰，则左掌劳宫穴发气，与上式俯掌贯气同。左手动作与右手动作相同，唯左右相反。

2. 倒拽九牛尾式：

（1）口诀：两腿后伸前屈，小腹运气放松，用力在于两膀，观拳须注双瞳。

（2）动作姿势：（如图7-11）

①左脚向左侧迈出一步成左弓步。同时，左手握拳上举，拳稍

过头顶，拳心向内，屈肘。前臂与上臂所成角度略大于直角。肘不过膝，膝不过足，成半圆形，两眼观左拳。右手握拳，直肘向后伸展，拳心向后，前后两拳成绞绳状，称为螺旋颈。松肩，两肩要平而顺达。背直，塌腰收臀，胸略内含，藏气于小腹，鼻息调匀，舌尖轻抵上腭。

②导气下达两拳放松成半握拳状。舌尖自上腭放下，肩、腰放松，左手劳宫穴发气，闭目。气自天目穴遂入，依次贯穿脑髓、脊髓、两腿骨髓，直达两脚涌泉穴。

③转身向右，与前式相同，唯左右相反。

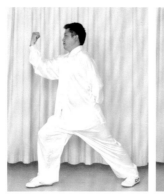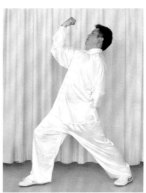

图7-11 倒拽九牛尾式

【注意事项】

1. 颈椎有先天畸形或颈部有外伤史者，慎用导引功法。

2. 建议出现该种症状时，优先选择至专业医生处明确诊断、进行治疗。

3. 若出现不明原因的肩背部疼痛或心慌、胸闷等症状，及时就医。

8

吞咽困难
——你没听过的食管型
颈椎病

王女士："医生，我老感觉吃东西时喉咙这堵着。"

医生："这种情况有多长时间了？耳鼻喉科看过吗？"

王女士："断断续续有1年多了，时轻时重，我也没太在意。耳鼻喉科看过了，做了个喉镜，没发现什么问题。"

医生："还有其他症状吗？"

王女士："颈肩部有点不舒服，呼吸不也不太顺畅，偶尔还觉得说话声音嘶哑。"

医生："先别急，我给您看看。"

您的咽喉疼过吗？您有过吃东西咽喉难受的情况吗？

在我们的日常生活中，上呼吸道炎症、上消化道病变或中风后可能都会出现吞咽困难的现象。如果没有这些情况，但吃东西时却出现咽喉部难受，而且这种难受还会随低头时减轻，仰头时加重，伴有颈肩部疼痛不适的感觉，那么，您就需要把注意力放在颈椎上了。或许这一切，都是颈椎病惹的祸。如果您认为颈椎病仅仅只是颈肩部疼痛、头昏手麻，那您对颈椎病的认识就太片面了。

此案中，王女士56岁，她所说的颈部和喉咙实际上指的就是颈椎和食管。

王女士除了吃东西时有吞咽不畅的症状外，还有颈肩部酸痛、发声嘶哑等症状。仔细询问病史，王女士自己开了个餐馆，绝大部分时间都是自己做菜，有时还要自己清洗餐具，也就是说，王女士低头的时间非常长，且长期在潮湿的环境里工作，寒湿之气侵犯了颈肩部经脉，她出现颈肩部酸痛就不足为奇了。结合她的年龄和病情，王女士患颈椎病的可能性很大。

那吞咽不畅和颈椎病又有什么关系呢？还是让我们先了解一下食管吧。

食管上连喉咽，平对颈6椎体下缘；下接胃的贲门，约到达胸11椎体上缘，全长约25cm，是食物经喉咽部下来最终进入胃部的一个生理通道，同时也是整个消化系统的重要组成部分。从解剖位置上讲，食管属于上消化道，主要作用是通过食道平滑肌的收缩产生推送力，将食物运送入胃，同时防止胃内食物反流。食管共有三处狭窄：第一个狭窄位于食管和咽的连接处，颈椎6～7前缘；第二个狭窄位于食管与左支气管交叉处，位于胸椎4～5前缘；第三个狭窄位于食管穿过膈肌的位置。食管的三个狭窄处摩擦比较大，是食物容易停留的位置，同时也是肿瘤的好发部位。食管身处这种特殊的位置加上它自身功能造就了它独特的形状——扁形肌管。食管所处的位置也非常玄妙，"前后夹击"一词最能形象地描述它的处境：前面是气管，后面是脊柱，它们之间仅仅隔着一层薄薄的前纵韧带，只有在进食或者喝水时才会被迫撑开，将食物或者水送入胃部，其他时间它都比较自觉地"前胸贴紧后背"使自己变扁，在夹缝中艰难求生。食管的特殊结构和特殊位置，容易造成一种特殊的颈椎病——食管型颈椎病。

那么，什么是食管型颈椎病呢？

食管型颈椎病就是颈椎前缘直接压迫食管后壁、颈椎前缘的骨刺太长直接压迫到食管或刺激周围软组织引起水肿压迫到食管、前纵韧带和椎间盘钙化压迫食管（如图8-1），导致咽喉干涩、疼痛、明显异物感、声音嘶哑、吞咽困难，严重时甚至会出现呼吸困难等。此病多发于中老年人，男性多于女性。该病在临床中比较少见，常被误诊漏诊。

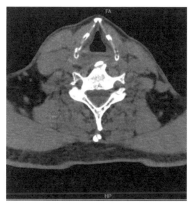
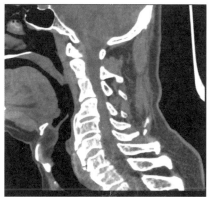

DISH压迫食管（CT横轴位）　　　　DISH压迫食管（CT矢状位）

图8-1　食管型颈椎病

什么原因会造成食管型颈椎病？

长时间的伏案工作或低头极易造成颈椎的退变，而颈椎间盘则是发生退化的最关键的结构。颈椎间盘是垫在两个颈椎椎体之间的，当颈椎间盘发生退变后，它就会变薄，相连的颈椎椎体将变得不稳定，而这个不稳定反过来又会加重椎间盘的退变。长此以往的恶性循环激发了人体强大的自我修复功能，结果造成了不稳定的椎体边缘产生明显的骨质增生，形成骨赘。

骨赘的形成除与颈椎的活动相关外，还与颈椎生理曲度变直、反弓有一定联系。临床上常见颈椎5～6节、颈椎6～7节活动度最大，因此骨赘形成最多。前面的章节已经讲过，正常情况下人体的颈椎就好比一张前凸后弯的弓，椎体为弓臂，肌肉和韧带为弦。长期的伏案、低头屈颈玩手机、睡觉不用枕头或枕头不合适，都很容易使颈部肌肉和韧带处于长时间的紧张状态，如果没有得到及时的休息放松，这些肌肉的活性和耐力就会下降，变得松弛或僵硬无力，丧失原有的张力，导致椎体发生错位或曲度变直，逐渐变成前凹后凸的"弓"，使得椎间盘向前突出或椎体前缘反复摩擦，髓核钙化，最终导致巨大的骨刺或骨赘形成。

那出现颈部疼痛伴吞咽困难就是食管型颈椎病了吗？其实，有些病的临床表现与食管型颈椎病非常相似，需要仔细甄别：

（1）与食管肿瘤相鉴别：食管肿瘤患者平时无明显吞咽异常，在吞咽食物时会有梗阻感，而且一般都有进行性吞咽困难病史。恶性食管肿瘤是食管本身存在的器质性病变，造成食管黏膜破损，食管壁变硬。食管型颈椎病患者，食管受压会隆起，其余无明确器质性损坏。

（2）与慢性咽炎相鉴别：慢性咽炎咽喉部疼痛、吞咽困难症状多局限于咽颊部，症状可受上呼吸道感染等其他疾病的影响加重。食道型颈椎病疼痛及吞咽困难症状位置多位于喉结上部，症状可随颈项部的屈曲活动而逐渐减轻。

（3）与癔球症相鉴别：癔球症，中医称为梅核气，患者自觉咽喉异物感，咳之不出，咽之不下，症状随患者情绪变化而变化。而食道型颈椎病以咽喉部干涩疼痛症状较重，咽喉部异物感症状多在吞咽时才发生，且不会受情绪变化所影响，使用治疗梅核气药物后症状无明显改善，或症状有减轻，但随后又恢复到原来的程度。

回到王女士的病情，由于她长期低头劳作的模式，导致颈后侧肌群、韧带长时间处于紧张状态且得不到放松，久而久之，肌肉和韧带的张力就会降低，产生了慢性劳损。肌肉和韧带的劳损，导致颈椎的生理曲度变直，椎体前缘和椎间盘前缘受力加大，产生慢性劳损，机体的自我保护机制会促使椎体磨损的部位或突出的椎间盘变硬形成骨赘。另外，后侧肌群和韧带的张力过低会导致椎体向前移位。无论是骨赘还是移位的椎体，都会压迫到前面的食管，引起吞咽功能障碍。慢性劳损也让肌肉产生一系列的无菌性炎性反应，损伤的地方致痛物质大量增加、堆积，并对末梢神经的造成刺激，所以就出现了颈、肩部酸痛的现象。

现在真相大白了，那王女士的病需要到医院去看吗？需要拍片子吗？如何自我保健和预防呢？

诊断要点

病史：长期保持低头状态，生活或工作环境阴冷潮湿，有不良卧势的中老年人群。

症状：临床表现为颈部疼痛伴吞咽困难，可有声音异常或者发声困难，严重者会出现呼吸困难。

体征：颈屈曲吞咽时疼痛减轻，颈后伸吞咽时疼痛加剧。

辅助检查：颈椎正侧位片、颈椎CT、MRI及食管造影、内镜等检查。颈椎正侧位和CT主要看颈椎前缘骨质增生程度，有无鹰嘴样改变或者骨桥的形成。MRI主要检查椎间盘突出情况和软组织水肿情况。食管造影不仅能动静态结合观察咽部及食管受压的部位、程度，而且还能显示颈椎病变的部位、程度。食管内镜可直接看清内部受压部位。必要时行病理检查，以便明确诊断。

自我治疗

灸法：

1. 局部取穴：颈夹脊穴[1]、廉泉穴[2]、天突穴[3]、扶突穴[4]、天鼎穴[5]、阿是穴[6]等。颈夹脊、廉泉、天突、扶突、天鼎穴均可治疗吞咽困难、咽喉肿痛等咽喉部病症。阿是穴、颈夹脊：可治疗颈项部疼痛的病症。

---

[1] 颈夹脊穴：后正中线上，七个颈椎各椎棘突下旁开半横指处。

[2] 廉泉穴：在颈部，前正中线上，喉结上方，舌骨上缘凹陷处。

[3] 天突穴：位于颈部，前正中线上，喉结直下凹陷中央。

[4] 扶突穴：位于人体的颈外侧部，头微侧，手指置于平喉结的胸锁突肌肌腹中点，按压有酸胀感处。

[5] 天鼎穴：位于人体的颈外侧部，胸锁乳突肌后缘，扶突穴与缺盆穴连线中点。

[6] 阿是穴：以痛为腧，痛点的位置。

2. 远端取穴：

列缺：《针灸大全》中提到："头项寻列缺[1]……"，它可有效治疗咽喉肿痛、头痛、颈项强痛等病症。（如图8-2）

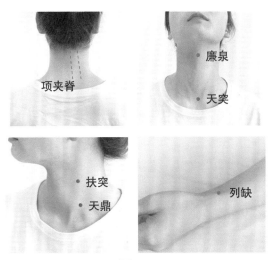

图8-2

推拿：

1. 先以一手四指和拇指指面相对用力，拿揉颈后部劳损肌群及双侧胸锁乳突肌2分钟，再换另一手如上法操作对侧2分钟（如图8-3）。

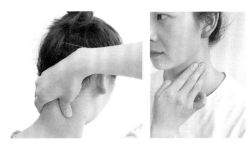

图8-3

---

[1] 列缺：位于前臂大拇指侧，以被取穴者左右两手虎口交叉，一手食指压在另一手的腕内侧骨头高点上，在食指尖到达处。

2. 拇指按揉颈夹脊穴、阿是穴及食指、中、无名指并拢三指按揉廉泉穴、天突穴、扶突穴、天鼎穴等各1分钟（如图8-4）。

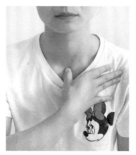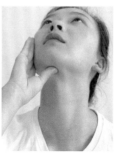

图8-4

3. 重点三指按揉、弹拨天宗穴[1]，力量由轻到重，按揉列缺穴1分钟（如图8-5）。

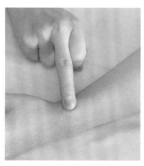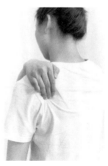

图8-5

4. 四指微屈，与拇指相对用力，沿着督脉自上而下拿揉、抹、擦或拍打往返5～10次。

5. 以食、中、无名指三指并拢按揉或四指与拇指直面相对用力拿揉肝经、脾经的区域（经脉所过，疾病所生，主治所及）。

———————————

[1] 天宗穴：肩胛冈中点与肩胛骨下角连线的上1/3与下2/3交点凹陷中。

饮食：

改善饮食，以流食和半流食为主，避免各种刺激性较大的食物。

生活习惯：

1. 避免长期低头姿势，适当抬头放松颈部肌肉。

2. 注意颈部保暖，防止受寒后颈部僵硬。

3. 颈部肌肉力量训练，维持颈部生理曲度。

4. 使用适合自己的枕头，即躺下时颈部保持自己坐或站时最舒服的姿势，且颈部不能悬空（如图8-6）。

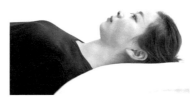

图8-6

导引：

准备姿势：患者取坐位，挺直背板，腋中线与大腿的夹角、膝关节屈曲均90°，双手放腿上。

1. 颈后伸肌群训练：头微屈，双手"十"字交叉，放于脑后，头用力做后伸同时双手用力向前用力，到中立位时保持对抗5秒，5次/组，重复3组（如图8-7）。

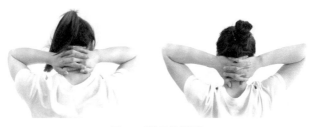

图8-7 颈后伸肌群

2. 前屈肌群训练:头微后仰,双手托住下颌部,用力和颈前屈的力形成对抗,到中立位时保持对抗5秒,5次/组,重复3组(如图8-8)。

3. 左右侧屈肌群训练:头微左偏,右手放右侧颞部,头用力右偏,同时,右手用力向左边用力形成对抗,到中立位时保持对抗5秒,5次/组,重复3组,左侧肌群相同方式训练(如图8-9)。

4. 颈部自我拉伸:头保持中立位,左手半握抵住下颌部,右手放于枕部,

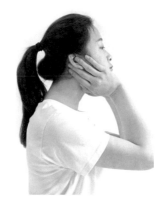

图8-8 前屈肌群

颈部放松,双手同时用力往上牵拉,保持20秒,重复3次(如图8-10)。

5. 用本书126页"富贵包"训练方法快速自我牵拉放松一下。

以上训练方法坚持1周,可对食管型颈椎病的症状起到一定的缓解作用。

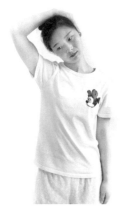
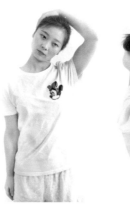

图8-9 左、右侧屈肌群

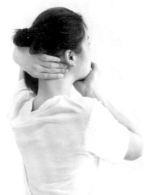

图8-10 颈部自我拉伸

【注意事项】

1. 若有颈部外伤史者，需及时就医。

2. 若口眼歪斜、舌头偏歪、喝水呛咳、咯血或出现食物梗阻者，请及时就医。

3. 食管造影或胃镜检查，对食管型颈椎病有重要的参考价值，如果食管压迫比较严重，内镜检查会造成二次损伤，一般做颈部MRI检查。颈椎X片或CT检查可作为该病的初级排查手段。

9 颈痛又头痛
——头痛巅疾，下虚上实

日常生活中，我们常常会听到上班族的同事们经常会抱怨颈椎不舒服，特别是颈椎酸痛牵涉到头痛，影响工作和睡眠，会令人心烦意乱，焦躁不安。这是怎么回事儿呢？

接下来，我们来看个案例。

王先生："医生，我经常头痛，一阵一阵的发作，难受得很！"

医生："是哪侧头痛，有多长时间了？"

王先生："大概有一年多了吧！主要是后枕部扯着头痛，平时老感觉颈部僵硬，两侧肩膀也痛，难受得很。每次颈部酸痛发作时，左边头就会一阵一阵地疼痛，严重的时候还会出现恶心、头晕、看不清东西，太难受了。"

医生："请问您是干什么工作？经常低头工作吗？经常吹空调吗？"

王先生："我是搞图纸设计的，经常坐在电脑前办公，一坐就是几个小时。平时就是用手机打打游戏，看看微信、抖音及资料什么的。最近天气比较热，就比较喜欢吹空调，不知怎么搞的，近段时间稍微低头一小会儿就会颈部酸痛难受，还扯着一边头痛，吹吹空调后感觉就更难受了。"

医生："您别紧张，我先帮您检查一下。"

王先生："医生，我这个是什么问题？"

医生："通过你目前状况和体格检查，初步考虑是颈源性头痛，是颈椎的问题引起的头痛。"

王先生："啊！我才30岁，年纪轻轻怎么就患上颈椎病了？"

随着现代科学技术的发展，我们的日常生活都离不开电脑和手机。大家经常坐在电脑前办公，长期伏案工作，有弓腰驼背的；有脖子扭着的；有下巴放在办公桌上的，姿势形态千奇百怪，久而久之，就会患上人们常说的职业病——颈椎病。

日常生活中，在公交车上、地铁上、公园里等场所常常会看到人们低着头在玩手机，聊天、看电影、打游戏，等等。有些人甚至走路的时候、上厕所都不忘玩手机。现在的生活中，手机几乎人手一个，上到七八十岁的老人，小到3岁左右的儿童都会玩手机。低头玩手机的现象越来越普遍，长此以往，颈部就会出现僵硬酸痛，有的人还会有手麻、肩膀酸痛、背痛、头痛、恶心、头晕等情况，这些都是颈椎病的范畴。颈椎病就好发于上班族和低头族中，并且有逐年年轻化的趋势。

那什么是颈椎病呢？

颈椎由椎体、椎间盘、脊髓、神经、肌肉、韧带组成。我们的颈椎就像汽车一样，椎体就像汽车的钢架，主要起维持车身结构形态的功能，承载着主要总量；颈椎间盘就像汽车前后轮的弹簧和减震器，起到减震作用，维持车身的平稳；脊髓就像汽车的电脑板主线一样，从中会分出很多细小的电线，连接于不同的部位，如喇叭、空调等，支配汽车各项零配件的功能，这些电线如同人们的神经、血管一样连接着我们的肌肉和筋膜等组织，支配着颈椎的前屈后伸、左右旋转等各项运动；皮肤就像汽车的车膜和雷达系统一样，当汽车被触碰到就会响起警报，这和人体的最外层防御系统皮肤一样，时刻保护着我们，避免受伤。

当汽车开久了，各部分就会出磨损、老化现象，钢架弯曲车身逐渐变形，减震系统出现问题导致颠簸厉害，空调、喇叭、大灯损坏，车的外膜（汽车油漆）氧化，雷达系统出问题，影响汽车正常功能，就得开到汽车修4S店进行维修了。人体的颈椎也一样，由于日常生活中，感受风寒、姿势不当、闪挫受伤等因素，导致急性或慢性劳损，引起颈椎椎体变形，曲度改变，椎间盘变性，颈部肌肉僵硬或挛缩等，神经、血管等组织受到刺激或压迫，就会出现颈部疼痛，活动不利，神经血管所支配的区域出现问题而出现头痛、手麻、肩背痛、头晕、恶心等不适的症状，这就预示着你患上颈椎病，就得去医院诊治了。

长期低头为什么会导致颈椎病呢？

长期低头可使颈椎长时间处于过屈状态，使得颈椎生理曲度由向前凹变成了僵直乃至反弓，加大了颈椎间盘退化的速度，加速颈椎骨质增生的形成。另外，颈部的软组织长期处于过伸的状态，肌肉会出现慢性劳损，久而久之发生僵硬和挛缩，影响颈椎的活动。以上退化的椎间盘、骨质的增生、痉挛的软组织极易压迫或刺激到相应的神经和血管，释放炎性致痛物质，诱发颈椎病。

吹空调后怎么会感觉颈项部越来越僵硬，疼痛越来越重呢？

在北方，天气炎热的夏天反倒成了颈椎病的高发期，这是为什么呢？因为夏天气温高、室内闷热，经常会把空调温度调低。对于有颈椎病的人来说，经常吹冷空调不仅不舒服，反而会让寒邪入里，导致颈椎软组织僵硬痉挛，血液循环受阻，软组织、神经失去血液濡养，就会产生一些疼痛物质，身体就会向人的大脑发出疼痛信号。这就是我们常说的"不荣则痛，不通则不痛"。

那什么是颈源性头痛呢？

颈源性头痛就是因为颈椎的相关椎体、椎间盘或软组织等出现问题导致的头痛，并且是由颈部疼痛时牵涉的一侧头痛。

颈椎不同位置的神经受损表现的症状也不一样。颈椎脊髓就像大树的树干一样，它会发出很多分支，就像树枝一样分成8对颈神经，不同节段颈神经支配不同的地方，就像不同树枝上分布着相应的树叶，当相应节段的神经出问题，就会出现所支配的地方痛，当第1至第3颈椎间盘及其周围的软组织僵硬挛缩或者急慢性受损，对分出的神经造成压迫或刺激，出现颈部疼痛并牵涉到一侧头痛。第3颈神经还会分出一支神经叫第3枕神经，当出现颈部疼痛会牵涉到头的后枕部、前额部、头侧颞部及眼眶周围，这些地方引起的头痛又叫第3枕神经性头痛。第2、3颈椎出现问题是颈源性头痛最常见的原因，大约占70%，其中第3枕神经性头痛约占27%。

那颈源性头痛的疼痛有些什么特点呢？

首先，疼痛发生在颈项部，随后逐渐扩散到患侧的前额部、头侧颞部及眼眶周围，其中颞侧部疼痛比较多见。其次，头痛多以慢性、一侧头痛为主。头痛会出现钝痛、胀痛或牵拉样痛。颈部活动或长期伏案、低头及睡卧姿势不当时头痛会加重。头痛一般会间断性发作，每次持续几小时甚至几天，同时伴有颈部肌肉僵硬，甚至颈椎活动不灵活，大多数人还会同时伴有恶心、头晕、眼花等不舒服的症状。

特别提醒，引起头痛的原因比较复杂。比如：有些人在日常生活中，因遇到考试、比赛等情况，会出现双颞侧部位、枕部及颞部、枕后部或头部周围的较长时间紧缩感或酸胀疼痛，这属于紧张性头痛，一般心情放松、改善紧张情绪也就会有好转；有的人多以一侧头部出现血管跳动样的头痛，爬楼梯、跑步等剧烈活动后会引起疼痛加重，头痛时还会出现恶心、呕吐或怕光、怕听到声音的情况，并且在头痛同一侧的眼睛会看到闪光、线条等，多属于偏头痛；有的人多为一侧头痛、疼痛比较剧烈，眼眶周围、颞侧部疼痛多见，会出现眼球充血、流泪、鼻塞、流涕、眼睑浮肿，多属于丛集性头痛。丛集性头痛发作呈密集性，头痛剧烈并且之前没有任何不适症状，会出现头痛迅速发作又突然停止的情况，头痛发作时间比较规律。另外，还有些是外伤后出现的头痛，血管瘤、高血压、青光眼、牙周炎等情况也会发生头痛，如果是这种情况，需要及时到正规医院就诊，做相关检查，积极治疗，不要盲目地服药或自行治疗，以免延误病情。

然而，很多人会像王先生一样因头痛去看病，吃药打针效果不理想，其实，颈椎病引起的头痛，也就是颈源性头痛是很普遍的，中医的针灸推拿导引具有非常好的疗效。

针对王先生颈源性引起的头痛有些什么治疗方法呢？平时怎么注意、预防呢？

诊断要点

病史：长期伏案工作、日常生活姿势不良及劳累受寒后发生头痛。

症状：头痛，疼痛由后枕部牵涉到一侧头部，呈钝性、胀痛或牵拉样痛，颈项部肌肉僵硬疼痛，甚至颈椎不灵活，有时伴有恶心、头晕等症状。

体征：颈枕部、颈椎上段椎体旁、耳后部单侧或双侧有压痛，疼痛甚至放射至一侧或两侧头部，头面部无压痛，压顶诱发或加重头痛，颈椎活动不灵活。

检查：颈椎、头部MRI、CT，颈椎X光片检查。颈椎磁共振报告多为颈椎退行性病变、颈椎间盘突出或膨出，其中以第2至5颈椎为主。颈椎X光片报告椎体和关节位置有改变，尤其是寰枢关节、小关节的地方会出现双边影，有的椎体钩椎关节不对称，等等。另外头部核磁共振、CT排除没有颅脑的病变。

自我治疗

灸法：

用艾灸盒，分别选取颈项部风池穴[1]、风府穴[2]、颈百劳穴[3]、颈夹脊穴[4]及疼痛的地方自行艾灸治疗。每穴灸5分钟，灸至皮肤温热发红为度。操作时注意避免烫伤。（如图9-1）

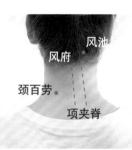

图9-1

推拿：

1. 以右手四指和拇指指面相对用力，交替拿揉颈项部、肩部肌肉约2分钟，再换左手用相同的方法操作2分钟（如图9-2）。

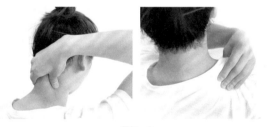

图9-2

---

[1] 风池穴：后头部下两条大筋外缘的凹陷处，此凹陷大致与耳垂齐平。

[2] 风府穴：枕外隆突直下，后发际两条大筋之间凹陷中。

[3] 颈百劳穴：位于人体颈项部，第7颈椎棘突直上2寸，后正中线旁开1寸。

[4] 颈夹脊穴：后正中线上，七个颈椎各椎棘突下旁开半横指处。

2. 双手掌自然打开，双手拇指用力，分别按揉两侧颞肌、风池穴、颈夹脊穴、翳风穴[1]、率谷穴[2]、头维穴[3]、太阳穴[4]及颈椎上段颈枕部、头部疼痛阿是穴[5]，每个穴位按揉1分钟（如图9-3）。

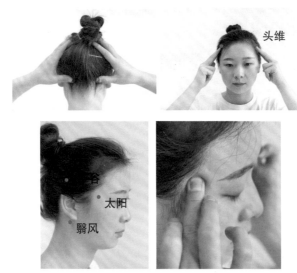

图9-3

3. 双手自然打开，用食指、中指、无名指、小指放在耳朵上方四指同时按揉，或用掌根按揉头部两侧，力量由轻到重，每个手法3分钟（如图9-4）。

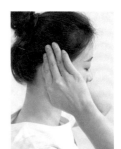

图9-4

[1] 翳风穴：在颈部，侧坐或侧伏位，张口取穴，将耳垂向后按，正对耳垂的边缘的凹陷处，按压有酸胀感。

[2] 率谷穴：位于头侧面，当耳尖直上入发际约2横指处。

[3] 头维穴：头侧部发际里，位于发际点向上一指宽，嘴动时肌肉也会动之处。

[4] 太阳穴：头部侧面，外眼角外上方约一横指凹陷处。

[5] 阿是穴：以痛为腧，痛点的位置。

4. 拇指按揉合谷穴[1]、列缺穴[2]、手三里穴[3]、外关穴[4]各1分钟，以酸胀为度（如图9-5）。

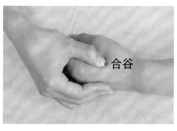
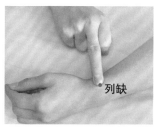
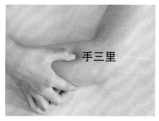
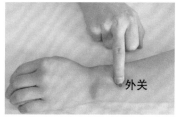

图9-5

注意：按揉时力度适中，以自己耐受力度为宜，切忌用力过重。治疗时间以症状缓解为宜，时间不宜过长，一般15~20分钟。自行推拿治疗后无缓解请及时就医。

5. 热敷治疗：热敷治疗具有温经散寒，温通经络，促进气血运行，能有效缓解颈椎肌肉僵硬挛缩，缓解疼痛。可用一大块老的生姜切片后煮水，水沸腾后倒入少许醋（陈醋/白醋皆可），然后用热毛巾浸湿，拧干毛巾后敷在颈项部和/或患侧头部，反复操作，温度适中，避免过烫，时间一般20分钟为宜。热敷治疗后及时擦干皮肤上的水分，避风寒，注意保暖。或者用热水袋加热后敷颈椎枕部及疼痛一侧的头部。

---

[1] 合谷穴：在手背侧，第2掌骨桡侧的中点处，按压有酸胀感。

[2] 列缺穴：位于前臂大拇指侧，以被取穴者左右两手虎口交叉，一手食指压在另一手的腕内侧骨头高点上，在食指尖到达处。

[3] 手三里穴：在前臂，手肘弯曲处向前三横指，在阳溪与曲池连线上。

[4] 外关穴：位于前臂背面，手腕背横纹向上三指宽处，与正面内关穴相对。

预防措施：

1. 日常生活中保持良好的姿势，避免久坐、过度负重，避免长时间低头工作，维持良好姿势，保持颈部平直。

2. 颈源性头痛在寒冷和潮湿的环境中易加重，平时应注意颈肩部保暖，避免空调或电风扇直接吹颈部。

3. 过度的精神压力也会增加颈部压力，诱发颈源性头痛发作甚至延长病程。所以，日常生活工作中可以适当的心理护理，如深呼吸、冥想、自我催眠等有助于防治病情反复发作。

4. 枕头高低适中，一般以8~15cm高度为宜，透气性好，质地柔软适中，选择正确的睡觉姿势。

仰卧位时，枕头放置在颈枕部，支撑住颈椎，头稍往上仰，以维持颈椎生理曲度（如图9-6）。

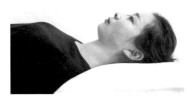

图9-6 正确平卧睡姿

侧卧位时，枕头高度要与颈椎、胸腰段脊柱相平（如图9-7）。

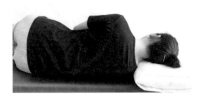

图9-7 正确侧睡睡姿

过高过低低的枕头都会导致肌肉劳损，长期会导致脊柱侧弯（如图9-8）。

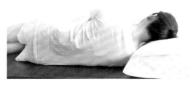

图9-8 错误侧睡姿势

5. 适当地进行户外活动，如游泳、打羽毛球等。同时也要加强颈部肌群的力量锻炼，增加颈椎的稳定性，预防颈椎病。

导引：

1. 颈椎抗阻力训练：

颈椎处于中立位，下颌微收，身体坐正。双手交叉置于前额向后用力，颈椎向前对抗用力时，头保持不动，维持5~10秒，10次为一组，每日5组；双手交叉置于枕后向前用力，颈椎向后对抗用力时，头保持不动，维持5~10秒，10次为一组，每日5组（如图9-9）；将右手置于左侧头部向右用力，颈椎向左对抗用力时，头保持不动，维持5~10秒，10次为一组，每日5组。左右手交替练习（如图9-10）。

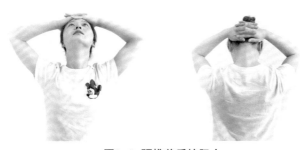

图9-9 颈椎前后抗阻力

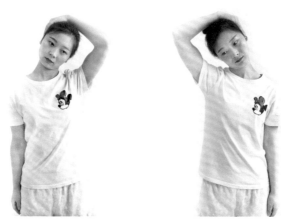

图9-10 颈椎左右抗阻力

2. 耸肩训练：

身体站直，下颌微收，双臂自然下垂于两侧身体。双肩同时缓慢用力耸肩达最大程度时保持5秒，然后慢慢放下为一次。每组10次，每日3组（如图9-11）。

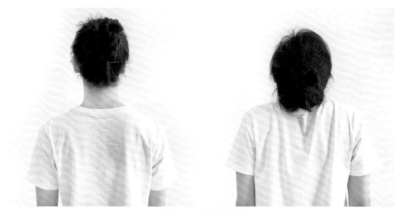

图9-11 耸肩训练

10 | 颈部酸痛、视物模糊——脊眼运动障碍惹的祸

患者："医生，最近几个月来我老是觉得眼睛模糊，看不清东西，傍晚光线差的时候更是觉得看不清东西，感觉看东西很费劲，而且总是睡不好，老是睁不开眼，是不是眼睛出问题了？"

五官科某医生："不急，我帮您检查检查……""您的眼睛检查过了，没有大问题，只是稍微有点充血，开点眼药水点一下就好了。"

三天过后，患者眼睛还是不好，而且还觉得颈部酸痛不适，甚至有的时候后脑勺也会跟着发胀，再次到医院，但到了针灸推拿科。

患者："医生，颈椎后面疼痛酸痛难忍，眼睛也很看不清楚。"

医生："您的这个问题有可能跟颈椎有关系，建议您可以做做针灸和推拿。"

患者："那试试吧！"

－－－－－－－－治疗1次后－－－－－－－－

患者："医生，好多了，眼睛的问题改善多了，颈部后面疼痛也缓解了很多，今天再来做做治疗。"

经过3次治疗后，患者感觉视物模糊完全消失，颈部疼痛也消失了。

以上情况可能有人会有类似的经历，下面我们来了解一下与之相关的医学知识。

下图中，是与上述症状关系最密切的一些结构（如图10-1）。

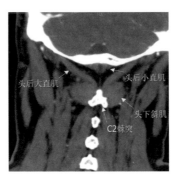

图10-1 头后小肌群

头后小肌群包括头后大、小直肌和头上、下斜肌左右共八块肌肉，是颈后枕骨下最深层的肌肉，这些肌肉组织内含大量张力感受器，参与协调眼球和颈背部肌肉的运动。这部分肌肉每克中含有36束肌梭，相比之下，臀大肌中每克仅有0.7束肌梭（肌梭分布于骨骼肌中，感受牵张刺激的本体感受器，当肌肉受牵拉或主动收缩时，梭内肌纤维的长度发生变化，梭内的感觉神经末梢均受刺激，并将神经冲动传入中枢产生本体感觉），丰富的肌梭可以使其对张力的感应更敏感，能适时地调整头颅的位置，确保我们看物体时视线稳定。

简单地打个比方，如果把肌梭比作"厨师"的话，肌梭的数量越多，就相当于厨师的经验越丰富，经验越丰富就越容易做出美味可口的饭菜。肌梭的数量越多感受肌肉张力的灵敏度越高，越便于大脑反馈调节我们看事物时的姿态。头前直肌和头外侧直肌，他们是两块较短的肌肉，作用仅限于寰枕关节，前后两部分的肌肉协调运动维持了我们看东西时需要的稳定姿态。使得我们在看东西时不至于因视线不稳定，而导致视网膜成像不清晰，看不清楚东西。

其实同理于用照相机拍照时，要拍清楚远景的时候，我们需要调换到高倍的镜头，高倍镜看东西的时候需要一个较高的视觉稳定状态，这就需要一个支架来保持相机稳定不动，我们在看事物的时候也有类似用相机照相的这么一个调节的过程。当我们想看清楚东西的时候，后枕部的其他肌肉与头前直肌、头外侧直肌共同协调运动，适时调整头部位置，保持头部稳定，就起到类似照相机支架的作用。

我们可以很轻松地感受到这些肌肉工作时的状态，把双手放置在后枕部两侧（如图10-2），把两手大拇指轻轻放在枕骨下浅层肌肉表面感受深层组织肌肉收缩时的张力变化过程。闭上眼睛左右或者上下移动眼球，双手掌放置在耳旁，保持头颅固定不动。细细体会双手大拇指下这些肌肉的细微的张力变化，即便你的头不动，这些枕下方的肌肉也会随着你眼球的运动而运动，而且是随着你眼球不同的运动方向表现出不同的张力变化。即便你只是想要单独移动眼球不想枕下这些肌肉动也是不可能的。

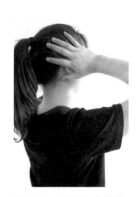

图10-2 感受肌肉变化

大家都说："猫跳落地面时总是四脚落着地。"这也是一样的道理。猫在空中的时候便会用他的眼睛和内耳确定头部的水平方向，猫的眼球运动会对枕下肌群的张力变化产生影响，枕下肌群的张力变化信号通过感受器传递到大脑，大脑中枢接到信号反射性地发出回馈信号调整背部其他肌肉以及颈部以下的脊椎，使猫的四肢在碰到地面前已经位于身体下方。人是直立行走的脊椎动物，头—颈—上背的功能关系大致与猫相似。因此我们日常生活中或者工作中很多的姿势问题都与枕下肌群息息相关，包括一些肩背部、下背部，甚至腰骶、臀部的顽疾也可能与颈部有关系。

我们的颈部肌群主要有哪些肌肉？它是怎么协调工作使得我们能够轻松地看清事物呢？

与我们看清楚眼前的事物，关系最密切的肌肉组织，是头后的枕下肌群，这组肌群主要由头后小直肌、头后大直肌、头上斜肌、头下斜肌左右各四块，共八块组成。它们位于颈部极深层，直接靠近寰枕关节和寰枢关节。这些相对短而厚的肌肉附着着寰椎、枢椎和枕骨之间。

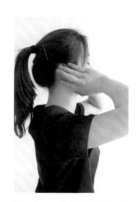

头后大直肌呈三角形；头后小直肌亦呈三角形，较小。两肌作用相同，一侧收缩头转向同侧，两侧收缩使头后仰。头上斜肌呈楔形，一侧收缩使头转向对侧并向同侧侧屈，两侧收缩使头后仰。头下斜肌一侧收缩使头转向同侧并屈，两侧收缩使头后仰。头下斜肌是同侧旋转肌肉中最深而且是最小地，产生摇头的动作，也就是在枢椎上让寰椎和枕骨一起旋转。将食指指尖放在斜方肌和胸锁乳头肌之间（如图10-3），有一个

图10-3 食指放置位置

标志性的凹陷，以大拇指固定下颌骨，头部旋转做阻抗转动，深层的肌肉就会"跳进"食指下，可以感受头向两侧转动时的区别。

颈前的头前直肌和头外侧直肌，左右各两块，共四块肌肉，头外侧直肌是较短的肌肉，单侧收缩时头转向对侧并同向侧屈，双侧收缩时低头前屈。头前直肌是较小的直肌，单侧收缩时头转向同侧

并同向侧屈，两块同时收缩时低头前屈。

以上的前后两部分肌群对寰枕关节和寰枢关节的运动进行精细地调控。比如思考问题的时候，我们的头稍向右侧轴向旋转，在旋转运动的过程中，为了保持视线水平，左侧头外侧直肌将会对头部产生轻度左向侧屈运动扭矩。在右侧轴向旋转过程中，这些肌肉利用头颈部其他部位的运动抵消了头部向右侧弯曲的趋势。同样，当颈部中低段发生向右侧时（与轻度右侧轴向旋转配合），左侧头下斜肌也会使头部同时产生轻度、代偿性左侧轴向旋转运动扭矩。上述的两个例子中，肌肉活动可以使头部和眼球更加精确地瞄准某个物体。

每个人的骨骼肌肉系统都有一个相对的最佳平衡状态，如果这个状态能够很好地保持，那么我们的身体就不容易出现状况，也就是说如果我们能够让颈椎保持一个相对较佳的平衡状态，就很少会出现比如颈部疼痛、活动不能、视物模糊等状况。

但是，任何可能引起肌肉过度持续紧张的情况都能够打破该节段的稳定性。比如长期地低头进行文案工作、长期低头使用手机、长期注视电脑屏幕、看电视或者长时间低头织毛衣，等等。这些都是有意前伸头颈部以改善与目标的视觉接触，如果过长时间保持这种姿势，初期肌肉会出现过度紧张，发生慢性痉挛，我们会感觉到颈部酸、胀、疼痛、视物模糊不清等不舒适的症状。时间再长，可能会导致颈部伸长过度，改变头颈肌肉的功能静息长度，最终将伸长姿势转变为"习惯性"姿势，不管导致这种姿势的原因如何，这种姿势会持续的牵拉伸肌，为了"对准"头部和眼睛，枕下肌（如头后大直肌）需要长时间保持伸展状态，它们可能会因此出现疲劳，随着时间的推移，整个头颈部肌肉张力增加可以导致局部肌肉出现痛性痉挛。

对于枕后肌群来说更容易使它们受伤的是长期低头这个姿势！

寰枢关节的屈曲运动活动度在5°以内，也就是低头这个动作；伸展运动在10°以内，也就是后仰这个动作，低头和后仰动作在一起活动度在15°以内。侧屈运动在5°以内。只要我们低头的时间过长，长期使枕后肌群处于拉伸状态，我们的枕后肌群就很容易疲劳、痉挛。从而丧失对我们头部稳定和保持视线平稳性的精细调节作用。

另有研究统计表明，颈椎病能引起眼部疾病，颈椎病患者中有眼部疾病的患者约占到颈椎病患者总数的8.53%。这些患者中大部分无眼部器质性病变，经按照颈椎病治疗后，眼部疾病取得满意疗效。颈椎关节错位时，对颈上交感神经节和星状神经节刺激引起视物模糊、视力减退、复视等症状。寰枕关节错位，使局部软组织扭曲紧张影响血循环，静脉受阻也会出现眼胀、近视或青光眼等疾病。

在日常生活中，我们要怎么做才能早发现，早治疗，早预防颈椎病的发生呢，下面我们就来介绍一下本病的诊断治疗及预防保健。

诊 断 要 点

病史：长期持久的低头状态，劳累受寒后加重。

症状：后枕部颈枕结合部疼痛，可牵及后枕部，以酸胀痛为主。

体征：颈项上部及后枕部压痛，后枕部肌张力增高并伴有颈部的活动受限。

辅助检查：颈椎X光片：可见颈椎退行性改变，颈椎生理曲度变直，或者颈部X光片未见异常改变；颈椎CT或MRI：可无明显改变。

自我治疗

灸法：

风池穴[1]、天柱穴[2]、完骨穴[3]、后溪穴[4]、阿是穴[5]（如图10-4）。

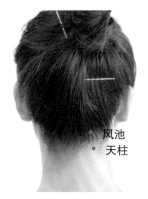

风池
天柱

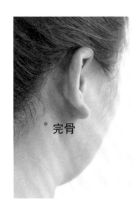

完骨

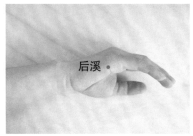

后溪

图10-4

---

[1]风池穴：后头部下两条大筋外缘的凹陷处，此凹陷大致与耳垂齐平。

[2]天柱穴：在颈部大筋外缘之后发际凹陷中，约后发际正中旁开处。

[3]完骨穴：头部耳后乳突的后下方凹陷处。

[4]后溪穴：在手内侧，手小拇指掌指关节外侧近端赤白肉际凹陷中。

[5]阿是穴：以痛为腧，痛点的位置。

推拿:

风池穴、天柱穴等穴的深层就是枕下肌群,对这些穴位的按揉和松解,对缓解枕下肌群的痉挛,改善肌肉微循环很有意义。

1. 坐位或俯卧位,充分暴露颈项部,依次以两拇指直面按揉风池穴、天柱穴、完骨穴、阿是穴各一分钟。

2. 拇指点按:拇指垂直于风池穴、天柱穴、完骨穴皮肤面,垂直用力,力量逐渐增加至最大,然后缓慢减小用力,直至退出皮肤。

3. 点按后溪穴、阿是穴,阿是穴依照其所在位置肌肉丰厚程度,肌肉丰厚按压力度宜大,肌肉浅薄且穴位所在位置狭窄,点按力度宜小。

4. 再以拇指配合其余四指拿揉枕颈部各10~15次,两手交替操作(如图10-5)。

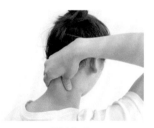

图10-5

预防:

1. 在工作或生活中保持良好的姿势,尽量避免长时间低头伏案工作,减少低头使用手机的时间,工作中需要长期低头工作时,应该在工作20分钟左右活动一下颈椎,尽量避免使颈椎长时间产生酸胀感。

2. 若颈部受到撞击或者软组织损伤应该及时治疗,尽量避免拖延成慢性损伤。

3. 激烈运动前应该做好预备运动,防止突然运动时的牵拉伤。

4. 应该尽量避免外感风寒，局部受凉以后容易导致局部循环变缓，容易致病。

5. 保持良好的睡姿，使用合适的枕头，枕头不宜过高或者过低。

6. 更年期妇女加强内科疾病管理，减轻内分泌失调对脊柱疾病的影响。

7. 适当做一些颈椎的保健操，或者自我保健按摩。

【注意事项】

关于及早发现颈椎病我们可参考以下内容：

1. 观察面部的对称性，看双眼裂的大小是否一致；上眼皮是否一单一双；眉毛是否一高一低；额纹是否两边一致；人中沟是否垂直；口角是否一高一低；两耳是否一高一低；头是否偏向一侧等。

2. 观察双手指张开角度，角度变小的要注意保健及加强锻炼。

3. 自我对照颈椎病不舒适感觉：是否出现眩晕、头痛、眼花、视物模糊、咽部异常感、口干、肩背部不适等症状。

4. 判断颈部的活动范围，正常头颈屈曲时，下颌可接近或贴胸，即前屈可达45°，后伸时额和鼻近乎水平，即后伸可达45°；头向两侧转时下颌骨可接近同侧肩约80°；头两侧屈时，可达45°。

5. 观察到上述异常现象应及时到医院就诊。听取医生建议，完善相关检查，进行必要的医疗干涉。

你的
颈背腰
怎么了？

11

颈痛又耳鸣
——清阳不升，耳窍失养

蒋女士："医生，我经常感觉耳朵嗡嗡地叫，怎么回事啊？"

医生："从什么时候开始的？还有其他的不舒服的感觉吗？"

蒋女士："有大半年了，还经常觉得颈项部酸痛僵硬，颈椎一不舒服基本就会耳鸣，我今年才39岁，难道开始耳背了？"

医生："您经常低头吗？睡觉的枕头高吗？"

蒋女士："我上班时经常低头用电脑，枕头是有点高。我喜欢侧睡，是压到耳朵了吗？"

医生："别着急，我帮您看看。"

您耳鸣过吗？您的颈椎经常酸痛、僵硬吗？

在我们的日常生活中，突然的爆震声或长时间的噪声接触等都有可能让你发生耳鸣，不过一般都是很快就停止，这是正常的反应。但有一部分人却像蒋女士这样，耳鸣持续时间较长，反复发作，而且耳鸣时常常伴有颈项部酸痛僵硬，或是由于长时间低头，或颈项部受寒后出现耳鸣，这是怎么回事儿呢？这耳鸣难道是颈椎病诱发的？

没错，颈椎病也会引起耳鸣，不仅仅是颈肩部的酸痛。此案例中蒋女士39岁，除了有耳鸣症状外，还有颈肩部酸痛僵硬不适等症状。经仔细询问她的病情，得知她为办公族，上班大多数时间是低头用电脑办公，回家休息时爱躺着玩手机，睡觉时都喜欢高枕而卧。另外，蒋女士还是位爱美女性，夏天喜欢穿露肩衣服，受寒凉和长时间低头后会出现颈项部僵硬，半年以来开始出现耳鸣。结合蒋女士的病情，我们可以从颈椎的角度考虑，也就是说，蒋女士的耳鸣可能是颈椎病引起的，这种由于颈椎的病变引起的耳鸣，我们称之为颈源性耳鸣。

耳鸣是怎么回事？

耳鸣，是指在没有任何外部声源的情况下自己感受到声音，也就是一种自我感觉耳朵嗡嗡作响或有嘶鸣声等异常声响的症状。这种声音可以是一种或多种，时间可长可短，短者可仅持续数分钟，长者可达数小时甚至持续性嗡嗡作响，有时会伴随着头晕、头痛、视物模糊等症状，严重的患者可以引发失眠、焦虑、抑郁等疾病。人在正常情况下可以出现轻微的生理性耳鸣，但当耳鸣超出了人体生理承受的限度，就变成了症状性耳鸣了。耳鸣的发生往往是听觉系统发生紊乱或障碍的表现，耳鸣的发生与我们耳朵里耳蜗血液流变学变化密切相关，耳蜗供血障碍非常容易导致耳鸣。

耳朵内耳部的血液供应情况:

内耳的血供大部分来自内耳动脉(也叫内听动脉或迷路动脉)(如图11-1),内耳动脉又来源于椎—基底动脉,其中的椎动脉在颈部左右各有一支,从锁骨下动脉第一段发出,沿着前斜角肌内侧上行,依次通过颈椎横突孔,再向上至寰椎侧块上关节面后方转向后内,经枕骨大孔入颅内,这两条椎动脉过枕骨大孔后汇合成一条粗大的动脉叫基底动脉,椎动脉和基底动脉合称椎—基底动脉系统。由此可知椎基底动脉的血流会受到颈部的影响,不论是颈椎关节的变化及颈椎椎间盘的急、慢性损伤或退行性改变,还是颈部肌肉的损伤、僵硬、痉挛或软组织的各种劳损等原因,都会导致椎—

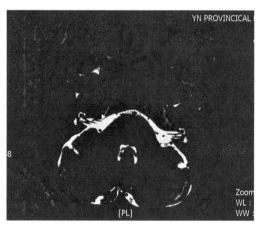

图11-1　内耳动脉

基底动脉系统血流动力学的改变,进而改变内耳动脉的血流状态。另外,颈部的交感神经受到刺激,也会导致椎基底动脉系统反射性痉挛,血流动力发生紊乱,进而使内耳的血液循环发生障碍,最终引起了耳鸣。这就好比一根水管在流水,当水管顺畅不堵时几乎没有声音,当水管有狭窄或堵塞等时水流受阻,会产生杂音一样。

还有学者认为，耳鸣是一种听觉系统紊乱而出现的症状或疾病，是由于患者自身听觉系统异常或耳周受到外界声源刺激所产生的一种主观感觉。当长时间低头、不正确姿势或外伤等导致颈椎的寰枢关节、寰枕关节、颈椎椎间关节及周围软组织的急慢性损伤时，极易导致听觉系统中的耳大神经及颈上交感神经节受到压迫或刺激，从而引起其神经支配区域的内耳出现感觉异常，即出现耳鸣症状。

耳鸣发生机制却非常复杂，涉及范围也很广泛，当下国内外专家对耳鸣产生的病理生理机制及解剖变化等问题尚未完全搞清楚，临床上大部分的耳鸣患者无法精确地找到其病因病机。

耳鸣是独立存在的疾病吗？

事实上，耳鸣几乎都不是以一种独立性疾病存在的，它往往是疾病的一种临床症状。许多全身系统疾病、颅脑疾病和耳部本身的疾病都有可能引起耳鸣。调查数据显示，我国耳鸣患者估计有1.3亿，可以看出这是一个非常庞大的数字。其中，严重影响正常社交活动能力及工作的大约有2400万，有超过500多万人因为严重耳鸣犹如残疾，还有一部人因为觉得耳鸣影响不大、没有及时进行干预，或者虽然治疗了但是没有取得良好疗效而最终发展为严重的耳聋。

在众多引起耳鸣的疾病中，颈源性耳鸣占到一半以上。在日益信息化的现代社会，随着电脑、手机等电子产品的不断更新和普及，人们的工作方式由传统的体力劳动逐渐向办公室脑力劳动转变，以及随之而来生活和休闲方式的多元化并存，人们在交流、休息、甚至吃饭、走路时都在低着头用手机，颈椎病发病率呈现出逐年增长且逐渐年轻化的发展态势，由颈椎病导致的颈源性耳鸣发病率也随之攀升。因此，在耳鸣的诊断过程中，我们要多关注颈椎的情况。

什么是颈源性耳鸣呢？

颈源性耳鸣，多指由颈椎病变而引起的耳鸣，具体说是指在耳朵周围环境没有声源的情况下，患者自觉颅内或耳内有嗡嗡、滋滋、嗞嗞等异常声响的一种主观性感觉。古语说："鸣声如蝉，声如洪钟。"耳鸣发生的同时常常伴有颈项部僵硬酸痛不适，甚至有视物模糊、头痛、头晕、恶心、失眠、手麻等颈椎病症状。耳鸣多随长时间低头、颈椎受凉时加重，颈椎病好转，症候则减轻。

下面我们来看看颈源性耳鸣的发生机制。

耳鸣，是由于头部及颈部肌肉紧张时间过长所导致，大多与头颈部姿势不良有关，颈源性耳鸣的发病机制与颈椎病密不可分。

颈椎内源性系统和外源性系统的稳定是保证颈椎健康的重要条件。内源性系统是颈椎的静力性平衡系统，主要包括颈椎椎体、颈椎间盘及其附着关节等；外源性系统是颈椎的动力性平衡系统，主要包括颈部肌肉、韧带、筋膜等软组织。一旦颈椎的内、外源性系统遭到破坏，也就是静—动力平衡系统被打破，颈椎病就会不可避免地发生，继而有可能诱发颈源性耳鸣，而长时间的低头、伏案等不良姿势就是打破静—动力平衡系统最重要和最常见的原因。由此可见，不良的工作方式和习惯对颈椎的危害有多大！

接下来，我们谈谈颈源性耳鸣的诊断和治疗。

诊 断 要 点

病史：长期保持低头状态，劳累受凉后加重，有不良卧势，或颈部受过外伤的成年人群。

症状：患者在无相应的声源情况下自觉耳中有响声，多同时伴有颈肩部酸痛僵硬不适，或伴上肢、手指麻木、放射性疼痛，或感颈肩部压痛等症状。耳鸣出现的次数及耳鸣强度的大小变化与颈椎、头部活动有关。

体征： 颈项、肩部压痛，听力正常或降低。

辅助检查： 颈椎MRI、CT检查等可发现颈椎及颈椎间盘退变、移位，颈椎间盘突出压迫神经的情况存在。颈椎正侧斜位X线检查等看颈椎有无退行性改变、生理曲度变直、椎间隙变窄、椎间孔变小等。此外对于耳道异物阻塞、耵聍等引起的耳鸣，可借助耳镜检查诊断；用音叉实验、语音检查法、言语测听、纯音听阈等常规听力检查也可进行初步诊断；对于颞骨骨折、感染、先天耳畸形、头部肿瘤、中耳炎等引起的耳鸣，可采用颞部CT、MRI检查、咽鼓管功能检查等辅助诊断。

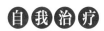

灸法：

耳门穴[1]、听宫穴[2]、听会穴[3]、风池穴[4]、翳风穴[5]、中渚穴[6]、侠溪穴[7]（如图11-2）。选取长20cm长的艾条，点燃一端，距离上述穴位皮肤3cm左右，每穴灸5分钟，灸至皮肤温热发红为度。

---

[1] 耳门穴：位于头部侧面耳前部，耳珠上方稍前缺口陷中，微张口时有凹陷处。

[2] 听宫穴：位于面部，微张口，耳屏的正中前方凹陷中，在耳门穴与听会穴之间。

[3] 听会穴：位于面部，耳屏下缺口前方，张口有凹陷，听宫穴直下。

[4] 风池穴：后头部下两条大筋外缘的凹陷处，此凹陷大致与耳垂齐平。

[5] 翳风穴：在颈部，侧坐或侧伏位，将耳垂向后按，正对耳垂的边缘的凹陷处，按压有酸胀感。

[6] 中渚穴：掌心向下，小指与无名指指根间下二厘米手背凹陷处，用力按压有酸胀感。

[7] 侠溪穴：位于足背部，第四、五趾缝间，两脚趾趾跟连接处的缝纹头。

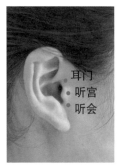
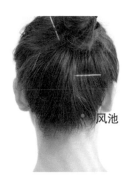

耳门
听宫
听会

风池

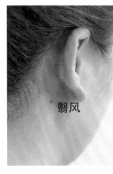
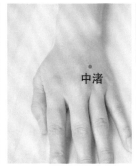
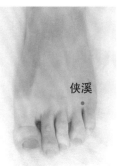

翳风

中渚

侠溪

图11-2

推拿：

1. 患者先以一手拇指和四指指面相对用力，拿揉颈后部劳损肌群2分钟，再换另一手如上法操作2分钟（如图11-3）。

2. 食中无名三指并拢按揉颈部两旁肌肉3分钟；拇指按揉风池穴、翳风穴，每穴2分钟（如图11-4）。

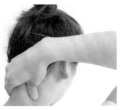
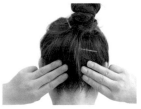

图11-3
图11-4

3. 中指分别按揉耳前耳门穴、听宫穴、听会穴，再分别用拇指按揉中渚穴，每穴各1分钟（如图11-5）。

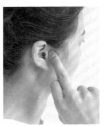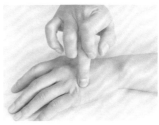

图11-5

4. 三指按揉颈百劳穴、天宗穴[1]，力量由轻到重，时间5分钟（如图11-6）。

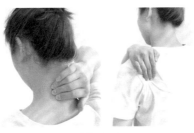

图11-6

5. 按摩双耳：搓热双手掌，再将搓热的掌心捂住双耳，停留10秒后再松开，这样反复做30次（如图11-7）。

6. 掌心虚空，拍打颈肩部，时间1分钟（如图11-8）。

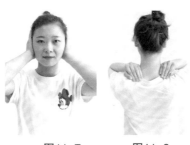

图11-7　　图11-8

---

[1] 天宗：肩胛冈中点与肩胛骨下角连线的上1/3与下2/3交点凹陷中。

导引:

1.抬头低头式:

患者昂首挺胸,正视前方,自然呼吸,把头慢慢抬起,直至不能再抬为止时保持住20秒钟不动;再慢慢放下并继续低头,低到不能再低为止,保持住20秒钟,如此反复。注意:动作一定要缓慢而到位(如图11-9)。

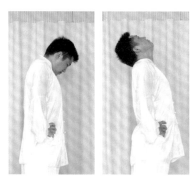

图11-9 抬头低头式

2.左看右看式:

患者昂首挺胸,正视前方,自然呼吸,然后头慢慢往左转,转到不能再转时,保持20秒,然后头部慢慢按相同的方式转向右侧,如此反复5次。注意:动作一定要缓慢而到位(如图11-10)。

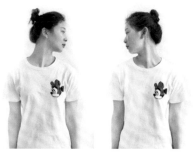

图11-10 左看右看式

3. 白鹅引颈式：

患者昂首挺胸，正视前方，自然呼吸，模仿天鹅伸长脖子，以下巴牵引颈部前伸、后缩，反复进行头颈部的环状运动（如图11-11）。

4. 回头望月式：

患者昂首挺胸，正视前方，头部缓慢向左上侧旋，视线要尽可能地向左肩上方后侧看，旋转到最大时，保持20秒钟，然后再把头部转回来，按照同样的方式完成右侧的操作（如图11-12）。

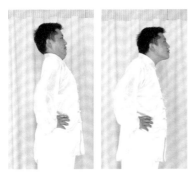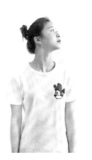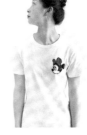

图11-11 白鹅引颈式　　　　图11-12 回头望月式

【注意事项】

1. 避免和减少急性损伤，若有颈部外伤史者，需及时就医。

2. 纠正不良姿势，减少劳损，避免长时间低头，每低头1小时左右，需要活动颈椎，以减轻肌肉紧张度。

3. 注意颈部保暖，睡眠忌高枕。

4. 颈椎核磁或CT检查，对颈源性耳鸣有重要的参考价值，如果是一侧肢体麻木，一般做颅脑MRI检查，以排除外脑出血或脑梗死等颅脑病变；颈椎X片检查可作为该病的初级排查手段。

5. 顽固性的耳鸣，需要到耳鼻喉科就诊，排除其他疾患。

12 "富贵包"
——颈椎预警信号

富贵是很多人的向往，也是很多人拼搏的梦想。有的人含着"金钥匙"出生，衣食住行生下来就什么也不用担心，我们就说这类人是"富二代"，天生富贵命；新房装修完毕，总会有人在家种上两棵富贵树，给新家增添一点绿色，能够起到净化室内空气的作用，同时富贵树也有富贵的寓意，能够这给这个家庭带来好运；有人去饭店吃饭，爱点上一盘富贵虾，在获得高蛋白营养的同时，总觉得富贵虾的菜名能给吃上它的人带来富贵的好兆头。可如果哪位后颈部长了一个"富贵包"，那便觉得羞于见人，认为这并不是什么好事。这又是为什么呢？富贵难道也有不好的一面？

古时候，民众的生活水平普遍偏低，能够填饱肚子就不错了，大部分人都是瘦瘦的苗条身材，只有家境好的人家才出胖子，而"富贵包"常常也比较容易出现在胖子身上，所以就有了"富贵包"这个富人专有标志。现如今国民生活水平普遍提高，饮食上的差别已经基本消除，"富贵包"这个在古代富人专有的标志，也花落寻常百姓家了。所以"富贵包"也不再富贵，人们也越来越不喜欢这个徒有虚名的"富贵包"了。因为它既不漂亮，也不健康。

有"富贵包"的人身型含胸、驼背、头前伸，看上去让人觉得体态不够挺拔，缺少活力与朝气。有"富贵包"的人，以女性居多，常常体态偏胖，在爱美的女士们看来，这样的形象和气质与自己的理想相差很远。想解决它，却又无从下手。当然，如果仅仅只是形象问题，也不会引起公愤，"富贵包"带来的健康问题则更应该引起我们的注意。"富贵包"表现很轻的时候并不会出现多少症状，当慢慢发展到一定程度，常常会出现颈肩背部的酸麻胀痛，有时候还会出现上肢麻木、头晕、头痛、胸闷、心悸等症状。去医院检查，医生会告诉你，你可能得了颈椎病。

假期来临，学生们都放假了，很多老师也清闲下来了，有人选择出去走走，看看外面的世界，有的人则选择在家好好休息一段时间。但对于长期低头伏案工作的老师们来说，多年的积劳成疾，很多都有颈椎方面的毛病，就有很多人选择做个健康体检，解决一下健康问题。最近，我们科就来了不少老师住院，过来进行针灸、推拿、理疗等治疗。其中一位住院患者——来自昌宁县的杨老师，她让人印象深刻，但并不是她的症状有多严重，诊断治疗有多么的复杂，而是杨老师后颈部的那个"富贵包"，让人一眼就能知道她来就诊的目的。杨老师有多年的颈椎病病史，常年颈肩酸痛、头晕、手麻，头部后仰这些症状便更加明显。每年一到暑假，都会来医院做一段时间的治疗。询问病史后得知杨老师的"富贵包"的由来，还真和富贵有或多或少的关系，准确地说是和她家里面的"六尺牡丹花"十字绣有很大的关系。6年前，杨老师迷上了绣十字绣，由开始的小打小闹，绣绣小尺寸的图案，到最后决定绣一幅六尺的牡丹花。为了尽快完成这幅鸿篇巨制，杨老师休息时间都在赶工，常常绣到睡觉前。就这样，花了一年时间，六尺的牡丹花终于完成了，后背部的"富贵包"也在不知不觉中长了出来。从那开始，杨老师也落下了颈椎病的病根，常常会出现颈肩酸痛、头晕、手麻这样的颈椎病症状。听了杨老师对于她的"富贵包"讲述，还真和她说的一样，这个"富贵包"果然和"富贵"有关。

"富贵包"缘何与颈椎病相联系呢？难道仅仅是颈椎的变形引起？那"富贵包"具体是怎么回事呢？

其实"富贵包"是我们百姓对于后颈部隆起大包的俗称，有一部分人还将"富贵包"称为"夺命包"，真的夺命与否有待进一步考证，大约也是在提醒公众"富贵包"对健康的危害，从而引起足够的重视而已。从医学上来说，"富贵包"是指后背处，准确来讲是第七颈椎棘突和第一胸椎棘突周围隆起的高凸硬包块，是该部位的脊柱生理曲度改变引起的骨性隆起和该部位的脂肪异常堆积。临床观点认为"富贵包"与颈椎病具有密切的相关性，经常会出现颈椎间盘突出、颈部肌肉僵硬或者颈椎、胸椎生理曲度的改变，尤其以颈椎生理曲度过度前屈而胸椎过度后凸最为常见。

那么，"富贵包"又是如何形成的呢？

首先是脊柱生理曲度改变的原因，尤其是颈胸段的生理曲度变化。正常情况下，我们的颈椎生理曲度向前屈曲，胸椎生理曲度向后屈曲，一前一后，便会在第七颈椎与第一胸椎处形成一个转折的交点。当处于底部的上段胸椎向后屈曲过大或者位于上部的颈椎向前探，便会引起这个转折点过屈，长时间的该转折点的如此形态变化就造成这个部位的肌肉膨隆、皮下脂肪堆积，从而形成所谓的"富贵包"。

其次长期的颈肩部肌肉疲劳造成的姿态改变也是引起"富贵包"的原因之一。有些人胸椎与颈椎的生理曲度均正常，同样也出现了"富贵包"。出现这样的"富贵包"大多是颈椎、胸椎的肌肉前拉力不够引起的，出现这样"富贵包"的人，常常会有肩背前垂，脑部后坠体态姿势，这样的姿势就人为造成颈胸交界部位曲度过大，出现"富贵包"。这种情况，只要改变姿态，抬头挺胸站直后，"富贵包"也就不见了。

另外，骨盆的前倾也会间接地影响"富贵包"形成，根据脊柱生物力学的研究，我们发现单侧或者双侧骨盆前倾，会出现腰椎生理曲度过大，引起胸椎和颈椎曲度相应的代偿性改变，为了维持脊柱的生理性弯曲及人体纵轴的力学平衡，便会间接地造成胸椎向后过度屈曲、颈椎向前过屈、颈胸交界部位曲度变大，引起"富贵包"。

长期的姿势不良就是"富贵包"形成的最大帮凶，根据多年的临床经验，发现以下人群是"富贵包"高发人群：

1. 常常低头玩手机的"低头族"。
2. 刻苦学习而又姿势不良的"学生党"。
3. 努力工作经常低头伏案写材料、经常面对电脑工作的"上班族"。
4. 频繁刮痧的人。
5. 肩挑背扛重物的体力劳动者。

发现自己身上长了"富贵包"，对我们又有哪些危害呢？

对于爱美人士来说，"富贵包"只是一个影响形体、体态的大包，使我们看上去没有那么美观，没有一个挺拔的姿态，给人感觉整体缺少一些精气神而已。但是对于健康方面来说，"富贵包"对身体影响的关键并不只是骨骼的变形和肌肉上的隆起，而是在于"富贵包"会产生酸、胀、麻、木、痛这样的颈椎病症状。这些便是相关颈部神经受到激惹、压迫，甚至卡压而出现的症状。医学上认为支配颈胸交界部位后侧肌群的神经主要来自脊神经背支，该神经自椎间孔发出后内侧支与后外侧支。后内侧支为支配椎旁肌群的神经，后外侧支则走行至肩背部，可支配肩胛上部、背部肌肉和皮肤的感觉。所以当我们的"富贵包"越大，就说明颈胸交界处的骨性隆起或颈背部的肌肉、筋膜等软组织的紧张痉挛越严重，对相应脊神经背支的激惹、刺激甚至卡压就越严重。尤其是对于外侧支的影响，便是引起"富贵包"区域及上背部广泛性酸、麻、胀、痛、僵硬等感觉异常的主要原因。另外，脊神经背支还和交感神经相交通，主要是我们的颈交感和胸交感神经位于横突前的椎体旁，脊柱曲度的改变和局部软组织的痉挛同样会激惹、刺激甚至压迫交感神经。所以"富贵包"的出现也会引起胸闷、心悸、失眠等交感神经受刺激的症状。

我们长了"富贵包"，哪些方面该引起我们的关注？我们又该如何处理呢？下面我们为您——道来。

诊 断 要 点

病史：长期保持低头状态，刮痧或长期肩抗重物的人群，有不良坐姿或高枕卧位的成年人群。

症状：临床表现为颈肩背部酸胀痛、僵硬，一侧或两侧上肢同时存在麻木、酸胀痛，头晕、头痛、心悸、胸闷等。

体征：颈胸交界处骨性或软组织性隆起，颈项部压痛，尤其以后颈部隆起处压痛明显，有时压痛点会向患侧上肢或后背部压痛，颈椎生理前屈及上胸段后屈明显。

辅助检查：可以做颈椎核磁共振检查、颈椎CT检查，这两个检查可以发现颈椎及颈椎间盘退化的情况，看有没有颈椎间盘突出压迫神经的情况存在。若进行颈椎X线检查，颈椎的X线检查一般会提示颈椎的退行性改变，颈椎生理曲度过屈或胸椎过度后屈，椎间隙变窄，椎间孔变小等。

自我治疗

灸法：

颈夹脊穴[1]、大椎穴[2]、天宗穴[3]、肩井穴[4]、手三里穴[5]、外关穴[6]、后溪穴[7]、阿是穴[8]。（如图12-1）。

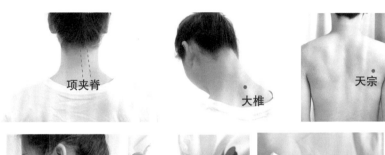

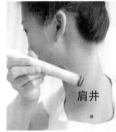

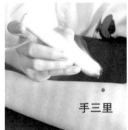

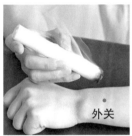

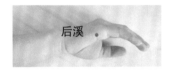

图12-1

[1] 颈夹脊穴：后正中线上，七个颈椎各椎棘突下旁开半横指处。

[2] 大椎穴：颈背部交界处最高凸起的椎骨下凹陷中。

[3] 天宗穴：肩胛冈中点与肩胛骨下角连线的上1/3与下2/3交点凹陷中。

[4] 肩井穴：后正中线上的颈背部交界处的最高凸起与肩峰端连线的中点。

[5] 手三里穴：在前臂，手肘弯曲处向前3指，在阳溪与曲池连线上。

[6] 外关穴：位于前臂背面，手腕背横纹向上三指宽处，与正面内关穴相对。

[7] 后溪穴：半握拳时，小指掌指关节皮肤最尖端处。

[8] 阿是穴：以痛为腧，痛点的位置。

推拿:

1. 先以右手四指和拇指指面相对用力,拿揉颈后部及背部劳损肌群2分钟,再换左手如上法操作2分钟(如图12-2)。

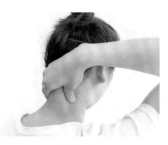

图12-2

2. 拇指按揉颈夹脊穴、阿是穴及食指、中、无名指并拢三指按揉风池穴[1]、肩井穴各1分钟。患肢上举,对侧上肢三指按揉肩贞穴[2]及其下部大圆肌、小圆肌1分钟(如图12-3)。

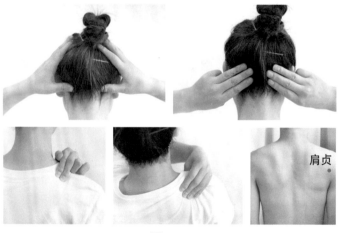

图12-3

---

[1] 风池穴:后头部下两条大筋外缘的凹陷处,此凹陷大致与耳垂齐平。

[2] 肩贞穴:肩关节后下方,腋后纹头直上1寸。

3. 三指按揉、弹拨天宗穴、颈百劳穴[1]，力量由轻到重，按揉手三里、外关穴各1分钟（如图12-4）。

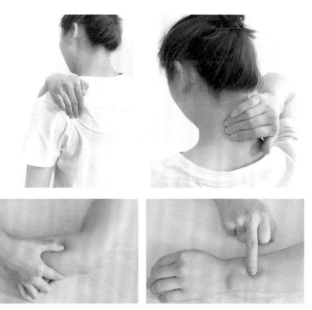

图12-4

4. 四指微屈，以拇指相对用力，沿着督脉自上而下拿揉、抹、擦或拍打往返5~10次（如图12-5）。

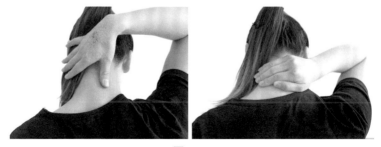

图12-5

---

[1] 颈百劳：第七颈椎棘突向上两横指，并向外一横指。

5. 双手对掌快速搓擦，至掌心发烫，以双手余温熨烫"富贵包"区域，每次熨烫1分钟，连续熨烫5次（如图12-6）。

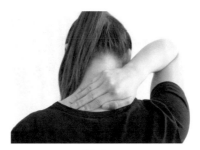

图12-6

导引：

准备姿势：取坐位，腰部紧靠椅背，使其具有良好的支撑，充分展露腰椎前凸。

1. 后缩运动，使头部尽量背伸至最大范围，终点停留瞬间后放松，要求背伸过程中保持头部水平、双眼目视前方，不可低头、仰头（如图12-7）。

2. 后缩及伸展，完成第一步运动后，缓慢进行头颈部的全范围伸展运动，并在活动的终点停留1s后，方可回到起始部位（如图12-8）。

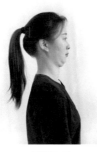 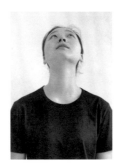

图12-7　　　　　　图12-8

3. 后缩及侧屈，在后缩运动的基础上进行头部侧屈运动并在终点保留1秒（如图12-9）。

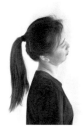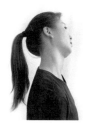

图12-9

4. 后缩、旋转运动，应尽量保持头部后缩状态，在活动的终点停留5秒后回到起始部位（如图12-10）。

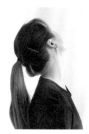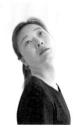

图12-10

5. 单纯屈曲，主动加力低头屈曲，将下颌抵近胸部保持5秒（如图12-11）。

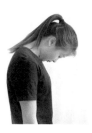

图12-11

以上5个动作有节律地重复10次，连续运动15天以上，方可对
"富贵包"的改善起一定作用。

【注意事项】

1. 若有颈部外伤史者，需及时就医。

2. 尽量不要长时间低头玩手机，避免长时间的久坐看书、
写字、使用电脑。

3. 颈椎MRI、X线、CT检查，对有颈椎病症状的"富贵
包"有重要的参考价值，如果是一侧的手脚发麻，一般做颅脑
MRI检查，排除脑出血或脑梗死等疾病。

13 背部酸痛、活动不便
——经脉拘急，肢体失养

许某："医生，我最近总感到背部酸痛不舒服。"

医生："具体是背部哪个位置？什么时候症状最明显？"

许某："就在我的背部偏中间这里最痛，特别是用电脑时间长点或者看书时间一长，疼痛就会明显加重。抬手时，疼痛会加重，严重的时候，晚上都会影响我睡觉了。"

医生："您平时都是伏案工作吗？"

许某："是啊，每天都对着电脑十多个小时，有时连着几个小时都是不停的敲键盘。还得看好多资料……"

医生："好的，我需要给您做相关检查……"

病案一：

患者方某，男，33岁，公务员。近两日因为熬夜看书，出现背部两侧酸痛难耐，活动时疼痛更为严重，休息后症状会轻微缓解。患者10年来背痛反反复复地发作，每年都会加重，让他的生活十分苦恼，常常因为疼痛不能长时间工作和学习，情绪上总是急躁易怒，给周围的朋友都带来了不好的影响。方某感觉自己整个背部大范围都有疼痛感觉，不能一直坐着，坐上一会就会疼得受不了。特别是每次开会时，无论是坐着还是站着时间久了，背上的酸痛就开始加重了。

病案二：

患者田某，男，37岁，程序员。半月前在办公室加班后感觉颈肩背部出现胀痛不适，以为是平常的小毛病就没注意，想着过段时间好好休息就没事儿了。可都快一个星期过去了，背上的酸胀疼痛不但不见好转，反而还更加严重了。疼痛的程度让他根本无法上班，自己在家吃了止痛药后也没有什么作用，心里极其焦虑，担心患上什么不治之症，无奈之下只能请假去医院看病。

什么样的情况会导致背部酸痛呢？

从骨性结构分析，可能是胸椎小关节紊乱、脊柱侧弯、胸椎压缩性骨折等（如图13-1）；从肌肉软组织上分析，可能是肌肉的慢性劳损、背部的筋膜炎、背部脊柱韧带的损伤或炎症，也可能是外伤撞击导致的背部肌肉挫伤；从神经分布上来看，可能是颈椎的椎间盘突出，刺激到了窦椎神经，也可能是从颈部神经根分出的肩胛背神经、肩胛上神经受卡压（如图13-2）；或是一些内科疾病如心肌梗死、胆囊炎、胆囊结石等导致的背部牵涉性疼痛。

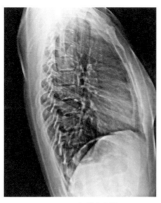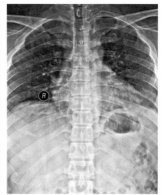

胸椎侧位   胸椎正位

图13-1 胸椎CT

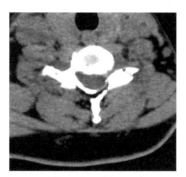

图13-2 椎间盘突出压迫神经根

在肩背痛中，我们要学会区分肌肉疼痛还是神经性疼痛。

一般来说，神经痛都比较剧烈，疼痛较为持久，疼痛的区域多在神经经过的地方，表现是长期固定在那一条形区域，疼痛的性质是呈现出放射状。比如神经根型颈椎病导致的急性肩背痛，严重的时候痛到手都不知道往哪放。尤其是晚上或是受寒，经常痛得彻夜难眠。还有带状疱疹导致的肋间神经痛，也会表现为背痛部、侧胸部烧灼样疼痛等。

肌肉疼痛要比神经性疼痛轻得多，大多表现为酸痛、钝痛，是日常生活中最常见的类型。

背部有很多肌肉层层分布的，每块肌肉分布的区域都不同，但都有着不可或缺的作用。人在做不同的动作时，参与运动的肌肉组合也是不一样的，如果相对应的肌肉出现了问题，那么是无法顺利完成相关联的动作，或者是做相关工作时，会出现疼痛（如图13-3）。按照这个思路，我们可以判断某个部位疼痛可能与哪些肌肉有关，反过来，哪些肌肉损伤会导致哪个部位疼痛。

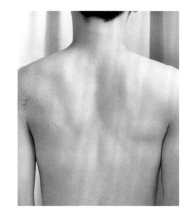

图13-3 背部肌肉

想达到这个目标，就要求我们清楚肌肉的解剖位置。简单地讲，我们可以用手按压局部的肌肉，以手下的感觉和患者的反应来判断是否有肌肉的损伤。如果是长期的劳损，肌肉会呈现出僵硬、紧张的状态，甚至可以触压到明显的硬结或条索状物。在肌肉劳损初期，疼痛症状会比较明显，肌肉僵硬的程度不会太明显，很小的按压力就可以诱发出疼痛。我们可以通过按压力度的大小来判断肌肉疼痛的程度，但长期的劳损会导致肌肉对疼痛的敏感程度下降，需要很大的按压力才能诱发出疼痛来。用徒手按压的方式可以根据患者的本体感觉来大致判断肌肉劳损是发生在表层还是深层，这是临床中非常常用的一种检查方式。

事实上，还有另一种方式来判断肌肉的损伤：让患者做特定的动作来判断哪些肌肉出现问题。例如，我们在做扩胸运动时，在背部会有斜方肌、菱形肌、大小圆肌等肌肉都参与这个动作；做耸肩动作时，背部会有肩胛提肌、上部斜方肌、菱形肌等肌肉参与了这个动作。当我们做这些动作时出现疼痛，或者无法完成完整动作时，就大概可以判断是哪些肌肉出现问题了。（如图13-4）

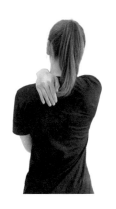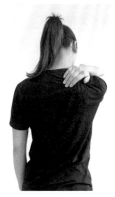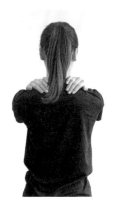

图13-4 背部疼痛

导致背部肌肉疼痛的原因还跟脊柱排列正常与否有关。

比如，脊柱侧弯会导致一侧的肌肉被推高、过度拉长，久而久之发生僵硬、肥大，造成肌肉的劳损。同时肌肉的病变也会使行走在肌肉之间的一些末梢神经受到卡压或刺激，神经受到卡压或刺激后会出现炎症、水肿，使受神经支配的下游肌肉长时间处于持续性的痉挛状态。我们知道，肌肉是附着在骨骼上面的，肌肉的持续痉挛，就会引起骨骼的排列发生改变，好比排列笔直的队列被人推了一把，队列歪了一样。长时间的不良姿势跟脊柱侧弯一样，会导致某些肌肉被过度地拉伸而疲劳，肌肉内部发生血液循环不良和营养运输障碍，最终发生劳损而出现疼痛，这就是上述两位患者出现背部疼痛的直接原因。

诊断要点

病史： 长时间维持坐姿或站姿。

症状： 背部酸痛，久坐或长时间伏案后加重，休息后缓解不明显。

体征： 两侧肩胛骨之间、肩井穴、天宗穴、背部两侧夹脊穴、两侧的肌肉压之酸痛。

辅助检查： 胸椎X线检查可发现脊柱侧弯等征象。

自我治疗

灸法：

肩井穴[1]，膏肓穴[2]，肩中俞穴[3]，背部夹脊穴[4]，阿是穴[5]（如图13-5）。

选取长20cm长的艾条，点燃一端，距离上述穴位皮肤2~3cm，每穴灸5分钟，灸至皮肤温热发红为度。

[1] 肩井穴：后正中线上的颈背部交界处的最高凸起与肩峰端连线的中点。

[2] 膏肓穴：肩胛骨下角平对第七胸椎，垂直向上推三个椎体即第四胸椎，第四胸椎棘突下旁开四横指即膏肓穴。

[3] 肩中俞穴：坐位低头时脊柱最高点为大椎穴，大椎穴旁开2寸（大拇指指横纹为1寸）。

[4] 背部夹脊穴：坐位低头时，脊柱最高点为第七颈椎，由第七颈椎垂直向下推17个椎体，分别是第一胸椎（12个胸椎）至第五腰椎（5个腰椎），一侧17穴，共34穴。

[5] 阿是穴：没有固定的位置和名称，以痛点为穴位。

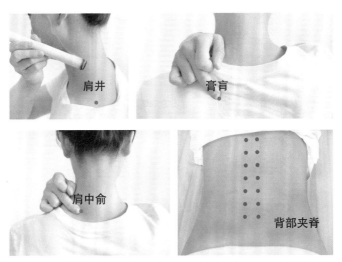

图13-5

推拿：

1. 两手沉肩屈肘，左手拇指压住右手拇指背面，以右手拇指指面弹拨背部两侧竖脊肌，往返10余遍（如图13-6）。

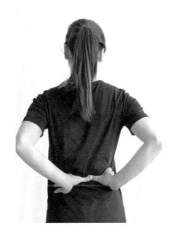

图13-6

2. 单手拇指指面按揉肩井穴、肾俞穴[1]、膏肓穴、肩中俞穴、阿是穴各1分钟，颈项部、肩井两手交替操作，往返10余遍（如图13-7）。

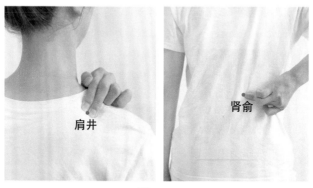

图13-7

导引：

主要是锻炼腰背部薄弱肌肉力量为主，注意保持良好的心理状态，平时可以通过运动锻炼来调节自己焦虑的心情。

1. 飞燕式：

飞燕式锻炼适合慢性腰背肌劳损、肌筋膜炎及椎间盘突出症恢复期，这些动作可以热身完后自己练，不要过分强调高度，以自己能支持住的高度为准。

动作要领：俯卧于床，用力挺胸抬头，双手向前伸直，膝关节伸直。两腿向后用力，使头、胸、四肢尽量抬离床面，似燕子飞状，故名飞燕式。每次持续到腰背部发酸为止，腰背肌力差者，初次练习往往只能坚持数十秒，但随着练习天数的增加，坚持的时间可持续数分钟。若每次练习能坚持到5分钟以上，则腰背肌的力量将极大提升（如图13-8）。

---

[1] 肾俞穴：第2腰椎棘突下，后正中线旁开1.5寸。

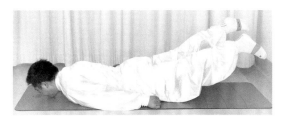

第一阶段：俯卧床上，双脚抬起

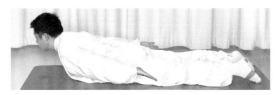

第二阶段：头和上肢抬起

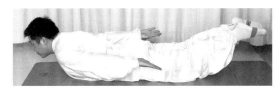

第三阶段：四肢和头同时抬起

图13-8 飞燕式

　　锻炼的次数和强度要因人而异，功能锻炼的强度应从小到大，能够耐受为度，可以每天练习，也可以隔天或3天练习一次。

　　飞燕式适合于青中年人练习，每次练习后感到腰背部酸软无力、不适等症状是正常反应，一般休息10余分钟即可自行缓解。若不适症状未有缓解，应适当地减少锻炼的强度和频度，或停止锻炼，以免加重症状。锻炼时也不要突然用力过猛，以防因锻炼腰背肌而扭伤。除此之外，还可结合身体情况做适度的屈伸活动，坐姿或者走路尽量挺胸抬头。如果能坚持做上述功能锻炼，不仅可以治疗肌肉劳损引起的酸痛，还可以防止骨质疏松的发生。

2. 扩胸仰颈式:

两肘屈曲平举与肩同高,颈胸前挺并保持头部中立位,扩胸3~5次,然后两肘部伸直,两手上举,使颈胸呈一平面,持续拉伸3~5次(如图13-9)。

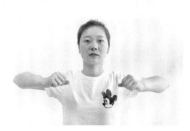

图13-9 扩胸仰颈式

3. 拱桥式:

拱桥式有三种,分别是五点拱桥、三点拱桥、四点拱桥。

动作要领:仰卧床上,双腿屈曲,以双足、双肘和后头部为支点(五点支撑)用力将臀部抬高,如拱桥状,故名"拱桥式"。每次持续3~5秒,然后缓慢放下,休息3~5秒,为一个周期。拱桥式锻炼的次数和强度要因人而异,一般一次锻炼20~40次,5分钟左右(如图13-10)。

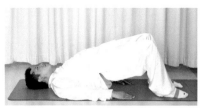 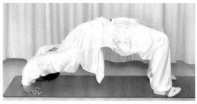

五点拱桥   四点拱桥

图13-10 拱桥式

感觉身体前侧的胸腹部向上方舒展。躯干就像一座拱桥。双肩落于地面,肩胛骨要向脊椎收紧。下背部、腰部和臀部肌肉都要收紧。保持5次以上呼吸。

如果有可能的话，可以双手抓住脚踝。或者双手托住腰部，大臂和肘部在地面上支撑。

拱桥式是锻炼腰背肌最好的方法之一，能增强腰背肌的力量，预防腰背部损伤的发生。拱桥式锻炼一般选择五点支撑法，因五点支撑法对腰椎的负荷较小，锻炼量较轻。

做拱桥式锻炼一定要在症状缓解期，避开急性疼痛期。如出现腰部疼痛不适，应立即停止锻炼并休息，必要时到医院就诊。

锻炼宜循序渐进，每天逐渐增加锻炼量。如锻炼后感到腰背部疼痛不适、发僵等，应适当地减量或停止锻炼，以免加重症状。

康复导引的禁忌证：腰椎结核、腰椎肿瘤、腰椎滑脱、强直性脊柱炎、椎管狭窄、肾结石或其他脏器病变引起的腰背痛要严格禁止使用这些方法。

预防：

避免长时间保持一个姿势，适当进行上肢及颈部的活动。

【注意事项】

1. 多数肌肉关节疼痛，需要避免风寒湿邪刺激，以防疼痛在外部刺激下进一步加重。

2. 有严重外伤病史、骨质疏松和胸椎骨折等患者，不可自己盲目操作，避免病情加重，需及时选择就医。

3. 若是其他椎管内占位性病变或胸椎压缩性骨折引起的背部疼痛，建议及时去医院详细检查治疗。

4. 有高血压、冠心病、胆囊结石内科病史的患者，不适合上述治疗措施，需要专业医生指导下治疗。

5. 老年患者因为胸椎驼背明显，不适合练习上述功法。

14 胸背酸痛、呼吸不畅
——脉不通，气不顺

李某："医生，我最近总感觉自己胸闷，背部疼痛，像有东西压着一样。"

医生："麻烦说说具体是哪，怎么不舒服？"

李某："感觉胸闷，背部疼痛，有时感觉需要捶打胸背部才可以缓解不适感，躺着休息时也感觉胸背部疼痛。昨夜躺在沙发上看了一晚上球赛后，今天早上起来感觉特别不舒服，尤其是前倾时，感觉整个胸部都被裹着，有点呼吸困难，咳嗽也会痛。请您帮我瞧瞧，我这是怎么了？"

医生："您以前有没有这种不舒服？有没有检查过？"

李某："胸闷、喘气不顺畅很长时间了，总觉得憋着股气，也做过胸片、腹部超声、心电图等检查，也没发现什么问题，疑肺部及肝脏等病变，服用抗生素与镇痛药后，效果也不怎么样。"

医生："好的，我需要给您做检查……"

病案一：

李某，男，33岁，平素喜高枕安眠，躺在沙发上看电视，爱低头玩手机，近1个月来总感觉胸闷闷地不好喘气，背部胀痛不适，老感觉有东西压着，有时感觉需要捶打胸背部才可以缓解不适感。躺着休息时也感觉胸背部疼痛，休息后、不玩手机也没有明显缓解，在外面按摩也感觉不怎么样。昨夜躺在沙发上看了一晚上球赛后，今天早上起来感觉特别不舒服，特别是前倾时，感觉整个胸部都被裹着，有点呼吸困难的感觉，到医院心电图、彩超、CT该查的都查了，没发现什么问题，开了些疏肝理气的中成药，效果也不明显。

病案二：

陶某某，男，47岁，平素爱低头玩手机，跷二郎腿，胸背部受过外伤，无骨折，睡眠质量差，夜间难以入睡，有时胸背部疼痛明显会感觉可以听到自己心跳，深吸气时感觉背部闷胀，很烦躁。曾跑了好多次医院，吃了很多活血化瘀的药也没有明显缓解，还做过动态心电图、心脏彩超、冠脉造影等检查，没有什么问题，医生的诊断意见是神经官能症。

以上两位患者都出现不同程度的胸背痛、呼吸不畅，经过胸片、心电图、冠脉造影等相关检查也没有发现什么问题，口服药物没明显效果。那会是什么问题呢？临床中，有一种病叫作胸椎小关节紊乱，又叫胸椎小关节错位，中医叫"骨错缝"范畴，俗称"岔气"。

胸椎小关节紊乱（如图14-1）是胸椎小关节在外伤、劳损、退行性改变、

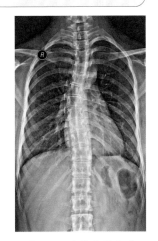

图14-1 胸椎小节紊乱

长期处于某种不良体位等因素作用下出现胸椎小关节移位改变，导致感觉神经纤维及周围软组织受到刺激而出现相应的胸背部酸痛不适，扩胸活动不利，呼吸不畅、胸闷甚至心慌胸闷等症状的一种常见病。本病在日常生活中极容易被误诊。

那胸椎小关节紊乱是怎么产生的呢?

胸椎在颈椎之下、腰椎之上，共有12个，刚好相当于颈椎（7个）和腰椎（5个）数量的总和。胸椎自上而下呈叠瓦状，胸椎椎间盘较薄，髓核多在中央，突出较颈、腰少见。胸椎有12对肋骨，1~7对肋骨与胸骨构成胸肋关节，8~10肋逐个与上一肋连接形成滑膜关节，第11、12肋则游离。胸部前面的胸骨叫胸骨柄，与锁骨构成了胸锁关节。胸椎与椎间关节共构成6个小关节，肋头关节与胸椎构成了胸肋关节、肋横突关节，这些关节的外面有韧带包裹，囊薄而松弛。其中，肋横突关节稳定性较差，胸椎后关节的稳定性较强，正常的胸椎侧屈可达100°，以胸椎后关节运动为主。

胸椎各关节活动度较小，都属于微动关节，位于背后面紧附着的背阔肌，紧靠颈肩背的斜方肌、背部肩胛内侧的大小菱形肌与脊柱两旁的骶棘肌，维持着上肢活动及腰背负重，使胸椎承受的应力较强，当外伤、突然扭转或活动姿势不良、用力过猛，旋转力、伸展力或压力超过椎间软组织的弹性限度时，或两组肌肉意外情况引起不协调的猛烈收缩时，均可能使这些微动的小关节发生劳损而逐渐造成活动范围失控导致关节错位、半脱位或滑膜嵌顿引发胸椎小关节紊乱。

胸椎的韧带比颈椎的韧带薄弱，当韧带损伤后，椎间关节极容易出现失稳。

胸背部虽有丰富强大的肌群，担负着上肢活动及伸展脊柱的作用。但中层肌肉菱形肌、夹肌、半棘肌及深层的多裂肌、骶棘肌

（尤以中间最长肌）相对斜方肌、背阔肌较为薄弱，易受劳损，且中深层肌肉紧附着于胸椎棘突或横突上，损伤后肌头附着处创伤修复差，容易形成硬结或成为纤维性病变，导致肌力减弱，加之不良的姿势，非常容易出现胸椎侧弯或胸椎小关节的错位。

总的来说：胸椎小关节多，胸椎活动度小，胸椎韧带薄弱、中部深层肌肉薄弱，在不良姿势、突然用力不当、外伤情况下超过胸椎及软组织承受的力量时极易发生错位引起疼痛等一系列症状。

那胸椎小关节错位为什么会出现心慌、胸闷、腹痛呢？

胸背部的斜方肌、大小菱形肌和肩胛下缘的大小圆肌、背阔肌及深层的最长肌、胸棘肌都受颈胸神经的背支支配。当这些神经受到刺激时，可以导致肌间神经损伤，出现全胸放射痛。另外，每一对脊椎间的神经孔道都藏着神经线，包括感觉神经、运动神经及交感神经。交感神经是胸背脊椎的独特之处，大多交感神经经过胸背，少部分通往小腹走于第1～4腰脊椎神经孔道。交感神经与身体的内脏器官、腺体、血管关系非常密切，是紧密相连的好伙伴，当胸椎出现错位失调时，交感神经会受到干扰，联合起来抵御"外敌"出现类似心慌、胸闷、腹痛、上肢麻木等表现。

在第2～7节胸椎出现错位时，常会出现类似心绞痛似的胸背痛，经常让患者误以为是心脏、胸肺或其他内脏问题，令患者非常恐惧与担忧。大家口中所说的心脏病多数是指冠心病，全名叫冠状动脉粥样硬化性心脏病，是指血液中的脂质成分等在冠状动脉壁沉积，导致血管狭窄，或部分脂质形成的斑块不稳定，掉落或破裂形成栓塞堵塞血管形成的一系列以胸痛为主要症状的疾病。多在剧烈活动、情绪激动、饱餐后出现，疼痛多位于前胸、后背及手臂、肩部、颈部、喉咙、上颌、牙齿、上腹部等不典型位置。大多数人感觉有压榨感、烧灼感或闷痛，休息后可缓解，整个过程不超过5分钟，如果持续不缓解可能是出现了更严重的心肌梗死需要立即就医。经过心电图、心脏彩超、心肌酶、冠脉造影等可以帮助我们区分诊断。

当第5～12节胸背脊椎出现错位时，病人经常会出现腰部、腹部、盆骨疼痛，甚至脚痛。（如图14-1）

所以如果出现胸背痛伴胸闷、呼吸不畅检查没有器质性问题或腰痛、骨盆痛等经过治疗得不到缓解可以考虑胸椎小关节紊乱，从胸椎着手治疗。

在祖国医学里没有胸椎小关节紊乱的说法，这些病症归属于"胸痛""背痛"的范畴，属于"骨错缝、筋出槽"。中医认为，"筋""骨"紧密相连各归其位，通过筋的"束骨"作用，维系骨关节及其与周围组织的正常结构关系，二者处于动态平衡，并完成生理范围内的各种功能活动，即"筋骨和合"。"骨错缝，筋出槽"是中医特有的名词，它既属于病名，又属于病机变化，这里的骨不仅是指骨骼，还指各大小关节；筋也并非就是现代医学筋膜，还包括肌肉、韧带、肌腱、神经这些软组织结构。当一个人遭受突然的外伤、长期生活坐姿不正、经常低头玩手机、躺在沙发上看电视这些慢性劳损、淋雨、长时间吹空调等风寒湿侵袭等病理因素作用下，关节和肌筋的正常平衡被打破，脱离了原先正常的解剖位置，导致出现"骨错缝、筋出槽"的情况出现，影响周围正常气血的运行，气血运行不畅进一步造成局部肿胀即扣之有条索物，或按压胸椎一侧有突起或凹陷，或压痛明显，活动、呼吸时疼痛明显，甚至无法转身、后仰等症状。

胸椎小关节紊乱该怎么治疗与预防呢？

典型表现：

急性发作表现为胸背部疼痛难忍，头颈俯仰、转侧困难，痛处固定等范围较广。患者多有长时间伏案或弓腰驼背的习惯，往往在突然转身、扩胸或久坐后突然起身时发病，主要表现为单侧或双侧背部疼痛，有时疼痛会向侧胸部、腰腹部反射，深呼吸或咳嗽时引起疼痛加重。严重时患者常常呈前倾强迫体位，翻身转体较为困难。徒手触诊时可发现有些患者棘突偏离脊柱后正中线，错位的节段压痛，周围软组织按压酸胀明显，有时可扪及痛性结节或条索状物。

慢性发作的患者多有长期不良的坐姿、睡姿习惯，也可由急性期处理不当遗留。主要表现为长时间伏案或弓腰驼背后感背部酸痛、沉重感，久站、久坐、过劳或阴雨天气来临时症状加重，多数情况下无明显的胁肋部或腰腹部放射疼痛。慢性发作的患者偶尔会伴有胸腹腔脏器功能紊乱等症状，如咳嗽、胸闷、心慌、憋气、腹痛等症状。徒手触诊时可发现错位的节段压痛不明显，但疼痛明显处的局部肌肉较为僵硬，一般无活动受限，附近肌肉紧张或有硬性索条。

其他伴随病症及症状：

病症：哮喘、胸肋神经痛、心律失常、胃肠疾病。

表现：除了背部疼痛活动受限外可有上肢发麻、心悸、胸闷、头昏、失眠、胃肠功能失调等其他疾病表现。

辅助检查：X线示可能存在棘突偏歪，小关节间隙不对称；或无明显异常征象。

治疗方法

灸法：

肺俞穴[1]，太渊穴[2]，心俞穴[3]，膻中穴[4]，巨阙穴[5]，阿是穴[6]（如图14-2）。

选取长20cm长的艾条，点燃一端，距离上述穴位皮肤2~3cm，每穴灸5分钟，灸至皮肤温热发红为度。

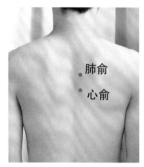
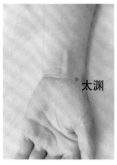
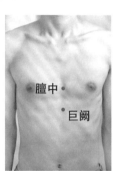

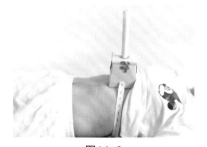

图14-2

---

[1]肺俞穴：后正中线上，第3胸椎棘突旁开1.5寸。

[2]太渊穴：腕部，桡动脉搏动处。

[3]心俞穴：第5胸椎棘突下，后正中线旁开1.5寸。

[4]膻中穴：两乳头连线与前正中线的交点。

[5]巨阙穴：前正中线上，脐中上5寸。

[6]阿是穴：痛点的位置，以痛为腧。

推拿：

1. 两手屈肘上抬，依次以两拇指直面或食、中两指指面环旋按揉肺俞穴、太渊穴。

2. 食、中、无名三指并拢按揉膻中穴、巨阙穴。

3. 拇指和食、中、无名三指相对用力拿揉胸大肌上束两手交替操作，往返10余遍（如图14-3）。

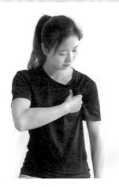

图14-3

导引：

1. 弓箭步：

弓箭步双手肘部放在门两侧略低于肩部（手和肘垂直地面），胸部向前后侧腿向前蹬地。注意：吸气不动、呼气腿蹬地胸部向前、时间30~45秒（如图14-4）。

除了拉伸胸部的肌肉，还可以强化身体后侧横向和纵向的肌肉。横向的肌肉是长在两个肩胛骨中间的肌肉。它往中间一收缩，会把肩胛骨拉回来。如果它无力的话肩胛骨会被拉到前面去，那这个人就含胸了。

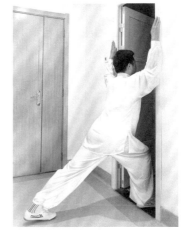

图14-4 弓箭步

纵向的肌肉负责把身体向后仰去拉。如果是长期久坐，后面纵向的绳子被拉松了，这时候就会出现驼背。

所以既要练横向的、把肩胛骨往里收的肌肉，也要练纵向的、把身体往后拉的肌肉。

2. 肋间呼吸:

取站立位,双手置于肋骨两侧,用鼻子吸气,想象肋骨向两侧打开,让胸廓充满气体。用嘴呼气,想象肋骨在向中间收紧,尽量延长呼气时间(如图14-5)。

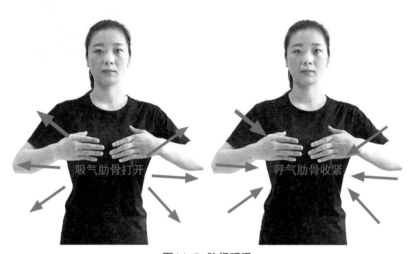

图14-5 肋间呼吸

3. 抱膝滚背:

双手抱住膝盖,弓背,在相对柔软的床垫上前后滚动10次(如图14-6)。

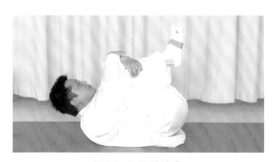

图14-6 抱膝滚背

预防

1. 保持正确的工作姿势。

日常以坐为主的工作姿势，应注意坐姿保持胸椎的挺直（如图14-7），尽可能避免一侧肩部高一侧肩部低，或侧凸和扭转的不良姿势，如果无法避免，平时应该加强平衡运动锻炼。骑车（自行车、摩托车），包括汽车驾驶时的姿势亦很重要，由于行车的颠簸，

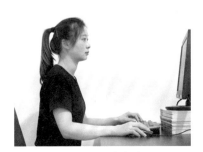

图14-7 正确坐姿

常见向后高耸，久之易损伤上段胸椎而发生胸椎侧弯曲或错位。做特殊姿势的重体力劳动人群（矿工、车工、搬运工、司机及放射科技术员等），较易发生消化性溃疡或胃肠功能紊乱，多因背阔肌的强力收缩而劳损和胸椎侧屈性劳动，造成椎关节错位，与第5~10胸交感神经的损害有关。此外长期伏案或低头工作的人群、习惯"葛优躺"、跷二郎腿的人群、处于发育期不注意坐姿的学生也应注意姿势以预防关节紊乱的发生。

2. 保持良好的睡眠姿势。

睡眠姿势对胸椎保健十分重要，双肩及双髋是人体横径最大的部位，故仰卧时胸椎保持正直姿势，侧卧时出现侧屈，有人喜侧卧且偏右睡为主（或偏左卧为主），均易使胸椎某几节发生劳损，而形成侧凸侧摆式错位（习惯性错位）；喜半仰卧或半俯卧的人，其胸椎易发生左右旋转式错位。治疗时如不纠正此不良睡姿习惯，胸椎失稳就难以彻底治疗。

3. 体育运动的休息事项。

球类运动，是一种锻炼身体的群众性体育运动，但球类运动多以单臂运动为主（足球例外），作者观察过网球和篮球运动员，劳

损发生在上胸椎者多，其中用右臂者胸椎向右偏凸，而用左臂者上胸椎出现向左侧凸，更说明剧烈的挥臂运动对上胸椎的劳损和错位是有很大关系的。对胸椎综合征患者的全身性锻炼，主张青壮年人以跑步、游泳为主，老年人以太极拳、站桩功、快速步行为宜。对职业运动员，主要强调运动前认真做好准备运动，运动后应做好放松运动并注意选几个平衡姿势锻炼，对胸椎有良好的保健作用，对延长职业运动员的运动寿命，是会有帮助的。

【注意事项】

1. 患有先天性脊柱畸形或有外伤史者，慎用功能锻炼。

2. 建议出现该种症状时，优先选择至专业医生处明确诊断、进行治疗。

3. 若出现不明原因的胸背部酸痛伴呼吸不畅等症状，及时就医。

4. 冠心病、肺心病等心肺器质性疾病所引起的症状，需要到医院就医。

5. 中医的正骨整脊推拿手法复位可以迅速纠正关节错位的状态，明显地缓解、解除症状，对这种病治疗疗效非常好，但一般需要到正规医院进行推拿治疗，无法自行进行治疗。但对于症状比较轻的情况，用热毛巾敷疼痛部位后，贴上膏药也有一定的缓解效果。。

15 背部酸痛不适、心慌胸闷
——含胸驼背惹的祸

李某："医生，我最近一个多月老觉得后背不舒服，有时候还会心慌胸闷。"

医生："您有多大年纪了，平时有高血压、高血脂之类的疾病吗？现在具体是怎么不舒服的？"

李某："我才30岁，没什么基础疾病，平时经常加班一坐几个小时，慢慢就觉得后背这一块不舒服，酸酸的，最近还经常觉得心慌胸闷，胸口这一块也不舒服。严重起来的时候什么也不想做，觉也睡不好，吃点布洛芬休息休息又好一些，反反复复的。"

医生："您是做什么工作的？以前有没有心脏、胃肠方面的疾病？"

李某："我就是普通上班族，随时对着电脑写写材料、做做报表，我每年都安排体检，做了心电图、心脏彩超，照了胸片，也没说心肺、肝胆方面有问题啊！"

医生："要是您的心肺、肝胆没什么问题的话，我大致知道您的病情了。"

李先生，30岁，办公室白领，用电脑办公，最近觉得背部不适，还有些心慌胸闷。

他这个不舒服到底是什么问题？严不严重呢？

心慌胸闷是心脏病吗?

一提到心慌胸闷，大家想到的就是心血管疾病。别说老百姓了，就算是专业的医生，这也是需要最先考虑和排查的。一般而言，心脏病发作总会有一些报警信号。第一，胸部不适，大多数心脏病发作前都有心前区不适，有胸痛、胸闷或咽部紧缩感，持续数分钟，或者反复出现。第二，其他部位的不适，疼痛可向左肩背部、上臂内侧、无名指、小手指放射。第三，呼吸短促、憋气或伴有胃区不适感，这种感觉大多伴随有胸部不适，且多在胸部不适之前发生。

焦虑、紧张、情绪激动、精神创伤等因素引起的心脏不适，我们称为心脏神经官能症。过度劳累、体力活动过少、循环系统缺乏适当锻炼，以致稍有活动或少许劳累即不能适应，产生过度的心血管反应，会诱发心脏神经官能症。这种病症状表现多样化，常有心慌、心悸、心前区疼痛、胸闷、气短、呼吸困难、头晕、失眠、多梦等。大多发生于20～40岁青中年，也可见于高中级白领、空巢患病中老年人、心梗中风后患者，尤其是更年期妇女。本病体检无明显器质性病变特征，症状尽管表现很重，但预后良好。

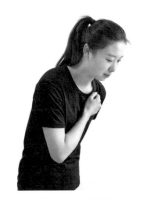

图15-1 心慌胸闷

除了心脏的原因，还有呼吸、消化系统疾病等，例如慢性阻塞性肺疾病、胃食管反流病等都可能会引起心慌胸闷。但这类心慌胸闷既往基础病较多，严重的人可能还会有呼吸困难、不能平卧等表现（如图15-1）。

背部不适可能是哪些疾病？

后背不适或疼痛是非常常见的一个症状，相信很多人都会有此体验。特别是人到中年以后，由于长期的弓腰驼背，容易出现肩背部的肌肉劳损。

如果是后背部的疼痛，首先要分清楚是皮肤、肌肉骨骼疼痛，还是内脏问题引起的牵涉痛，病因不一样，看病挂号的科室和治疗是不一样的。

如果是皮肤的疼痛，常见于带状疱疹、皮疹、疔疮等疾病，尤其是带状疱疹引起的疼痛，非常的剧烈，一般疼痛几天后，皮肤会出现大小不一地散在疱疹。带状疱疹的疼痛还有一个明显的特点，就是不只发生于单侧，胸胁和背部的疱疹几乎都按肋间神经分布的区域发病，不会跨过脊柱的后正中线。带状疱疹源于病毒感染，可以通过口服和外擦抗病毒药物等方式进行治疗。

如果是骨骼肌肉的疼痛，一般是酸痛、胀痛，常见于肌肉的急性损伤和慢性劳损，肌纤维织炎等软组织损伤，以及脊柱的病变如椎间盘突出压迫和刺激神经的缓解期、脊柱关节的骨质增生等。所有的这些疾病引起的疼痛，除了极少数需要手术治疗外，绝大多数都可以通过保守治疗，尤其是中医的针灸、推拿、针刀、中药内服外敷及现代的理疗、冲击波等的方法获得缓解乃至痊愈。

如果是内脏病变引起的疼痛，就有些复杂了。刚才提到，心脏病也可以出现后背的疼痛，有些情况是比较危急的，有的还极有可能危及生命。例如主动脉夹层动脉瘤，潜伏期可能主要表现为胸背部闷痛、隐痛，当出现胸背部剧烈疼痛时，极有可能是动脉瘤破裂了，往往数分钟之内人体就会因为大量失血而休克，是临床上名副其实的危急重症。多见于肥胖，平时有高血压、高血脂等基础疾病的中老年人。此外，晚期的肺癌，侵犯了胸壁或者肋骨，也可引起后背部疼痛。还有胆囊炎、胆囊结石、肝脏疾病、胰腺疾病，有时候也可以放射到后背部疼痛（如图15-2）。这些疾病都属于外科急症，必须尽早去医院看病，首选急诊外科，可以做一个快速的筛查，然后分诊到各个专科进行相应的治疗。比如：急性心梗可能需要放置心脏支架；主动脉夹层需要手术治疗；胆囊炎和胆囊结石，可以通过输液或者手术治疗。

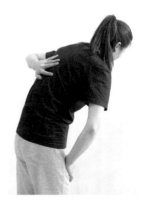

图15-2 背部不适

李先生到底是什么病?

我们现在知道了，引起后背部疼痛的疾病有很多，引起心慌胸闷的疾病也不少，这些疾病可轻可重，只是单纯的病史是很难确诊的。这个时候，就需要医生具有十分丰富的经验，综合患者的所说的症状，选择针对性的体格检查和辅助检查，才能明确诊断，辨证论治。

本例中的李先生平素没什么基础疾病，且做了心电图、心脏彩超和胸片也没发现什么问题，可就是觉得背部酸痛不适，还有胸闷心慌，病情发作一月有余，无法正常工作，甚至无法正常睡眠，只能靠止疼药缓解症状。像李先生这样的患者可不少，做了无数心脏疾病的检查，却一无所获，症状依然存在，并且越来越重。那到底会是什么问题呢?

我们先来看看李先生的工作状态：李先生有长期伏案工作、使用电脑办公的习惯，经常含胸驼背。观察发现，李先生双侧肩胛骨上提伴随前引、向外翻。查体发现胸椎棘突和胸肋关节有明显压痛，左侧胸锁关节灵活度极差，左侧肩胛骨上回旋受限，双侧胸椎旋转受限，双侧斜角肌紧张、压之疼痛，双侧胸大肌、胸小肌紧张，背部多裂肌、菱形肌无力。

李先生因为长期的伏案工作，含胸驼背让胸大肌、胸小肌紧张，在一定程度上影响了呼吸运动，引起了心慌胸闷。

含胸驼背的原因：

圆肩驼背头前引，学名叫作上交叉综合征、肩带综合征，俗称驼背，也叫"罗锅"。可能很多人会想到了宰相刘罗锅，刘罗锅属于先天发育不良或者畸形所致，我们讲的则是后天由于工作和生活习惯等姿态不良引起的驼背。现代人长期保持不良姿势，如懒散地坐在电脑前，长时间伏案，低头一族等都会加重含胸驼背。

含胸驼背具体表现为：头颈向前、下段颈曲变直或反弓，上段前凸增加、圆肩、胸椎后凸增加，肩胛骨向外向前或同时伴随翼状肩胛骨，多由于躯干上部肌肉不均衡，上背部和颈部后侧肌肉肌力弱且肌肉被动拉长，前侧肌肉紧且长期缩短所致。在侧面看形似一个交叉，犹如英文"X"字母，所以叫上交叉综合征。（如图15-3）简单地讲，上交叉综合征就是两条交叉线上的肌肉不均衡所致：一条线上的肌肉因为长期紧张而僵硬，一条线上的肌肉因为缺乏锻炼而过于薄弱松弛。肌肉就像皮筋一样有弹性，可以伸缩，但是如果伸长时间久了之后会变得僵硬，会出现酸痛，而这时候往往我们就只会去处理背部酸痛的地方。

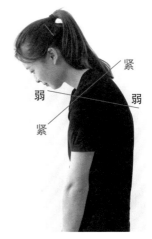

图15-3 上交叉综合征

含胸驼背是如何造成背部不适、心慌胸闷？

我们常听身边的人议论，"圆肩驼背显得胸小了""圆肩驼背显得人猥琐""圆肩驼背没有气质"，除了不美观，其实最重要的还是影响健康。长期处于这种异常姿势的人群会使得颈椎生理曲度改变，而颈椎上有供给大脑营养的血管和神经，所以上交叉综合征形成以后，会影响大脑的供血和供氧，患者出现浑浑噩噩、精神不济、情绪烦躁、失眠或睡眠不足、头晕目眩等症状，而且上交叉综合征常导致胸廓畸形、内脏压力改变、膈肌活动受限等，严重者影响患者呼吸系统、循环系统及消化系统等系统的正常生理功能，易诱发相关系统疾病。

本例中李先生经常含胸驼背，他常规检查做了没发现什么问题，那为什么会出现胸闷心慌呢？事实上，李先生的胸闷心慌与其胸大肌、胸小肌的损伤有密切关系。

胸大、小肌的肌纤维的生长方式就像一把打开的折扇附着在前胸部，这种扇形的生长方式可使胸大肌的稳定性更强，参与的运动功能更多且能加固对肋骨和前胸部的保护。（如图15-4）

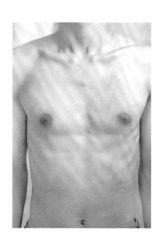

图15-4 胸大肌、胸小肌

如果我们长期呈含胸驼背体态下久坐，伏案工作或者驾驶，胸大、小肌缩短，把两侧的肩胛骨向前胸部牵拉，由此，背部的肩胛骨内侧的肌肉就被过度拉长，长此以往，容易引起肩胛骨的内侧区的肌肉出现劳损，出现背部酸痛。

含胸驼背的体态还会影响到心
肺的功能。

正常的情况下，我们的躯干在中立
位的时候呼吸是最顺畅的，呼吸靠胸部
深处的膈肌辅助，在吸气的时候，膈肌
向下，每下降1cm可产生350～500mL的
进气量，该进气量远远大于胸廓扩张的
能力。如果把膈肌比喻成电梯，那胸廓
就是电梯井，电梯的正常运行是需要电
梯井通畅无阻的。当含胸驼背时，相当
于电梯井扭曲了，电梯的运行就会出现

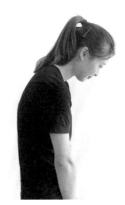

图15-5 含胸驼背

问题。也就是说，长时间的含胸驼背会使肺和膈肌受到挤压，影响
它们的功能。胸大、小肌的功能减弱会影响到胸廓的运动，胸廓的
节律运动受限，会影响到胸腔体积的变化，进而间接地影响心脏的
工作效率，从而出现一些类似心脏病的症状。

另外，第1肋间神经的皮支从胸大肌下穿过，胸大肌的损害或
痉挛刺激或卡压皮神经，也会引起假性的心脏病症状，出现心慌、
胸闷等现象。

因此，松解胸大肌的挛缩，改善胸廓的生理功能，恢复背部肩
胛骨解剖位置，激活背部肌肉的功能，才能从根本上改善上交叉综
合征的症状。

当然了，心慌胸闷是包括心脏在内的其他内科疾病的常见症
状，常规的心电检查如常规心电图、24小时动态心电图、心脏彩超
等检查是必须的。只有排除了心脏本身及内科其他疾病的可能性，
才能从自我保健的角度进行治疗。

诊断要点

病史：白领，经常用电脑，加班。

症状：背部不适，还有些心慌胸闷。

体征：含胸驼背。

辅助检查：心电图未见异常。

自我治疗

灸法：

脊中穴[1]，大杼穴[2]，心俞穴[3]，膻中穴[4]，巨阙穴[5]，阿是穴[6]（如图15-6、图15-7）。

选取长20cm长的艾条，点燃一端，距离上述穴位皮肤2~3cm，每穴灸5分钟，灸至皮肤温热发红为度。

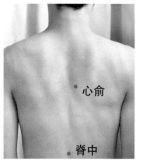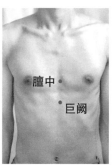

图15-6

---

[1] 脊中穴：后正中线上，第11胸椎棘突下陷中。

[2] 大杼穴：坐位低头时脊柱最高点为大椎穴，从该突起向下推1个椎体棘突，旁开2横指（食指、中指并拢，二指宽度为1.5寸）处即为本穴。

[3] 心俞穴：第5胸椎棘突下，后正中线旁开1.5寸。

[4] 膻中：两乳头连线与前正中线的交点。

[5] 巨阙穴：前正中线上，脐中上5寸。

[6] 阿是穴：以痛为腧，痛点的位置。

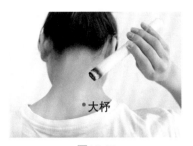

图15-7

注：如不便，可用艾灸盒，预防烫伤。

推拿：

1. 两手屈肘上抬，依次以两拇指直面或食、中两指指面环旋按揉胸大肌内侧、膻中穴（如图15-8）。

2. 食、中、无名三指并拢按揉巨阙穴，拇指和食、中、无名三指相对用力拿揉胸大肌上束两手交替操作，往返10余遍（如图15-9）。

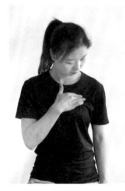 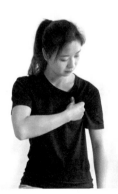 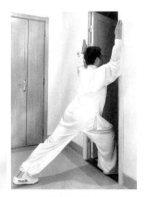

图15-8　　　　　　图15-9　　　　　　图15-10

导引：

1. 弓箭步：双手肘部放在门两侧略低于肩部（手和肘垂直地面），胸部向前，后侧腿向前蹬地。注意：吸气不动、呼气腿蹬地胸部向前、时间30～45秒（如图15-10）。

除了拉伸胸部的肌肉，还要强化身体后侧横向和纵向的肌肉。横向的肌肉是长在两个肩胛骨中间的肌肉。它向中间收缩，能够把肩胛骨拉回来。如果它无力的话肩胛骨会被拉到前面去，那这个人就含胸了。

纵向的肌肉负责把身体向后仰去拉。如果是长期久坐，后面纵向的绳子被拉松了，这时候就会出现驼背。

所以既要练横向的、把肩胛骨往里收的肌肉，也要练纵向的、把身体往后拉的肌肉。

2. 飞燕式：俯卧在垫子上，小腿内侧、大腿内侧、臀部收紧，肚脐也稍微收紧。

呼气的时候离开垫子，两个肩胛往中间收，把肩胛夹紧，大拇指冲上，同时身体离开一点垫子，头颈往前延展（如图15-11）。

注意不要仰头，也不要把身体起太高。因为仰头的时候颈椎会有压力，身体起太高，腰部的压力就会比较大。吸气往下放，呼气起。

肩胛内收的同时把上身拉起来，同时头往前延展。这时候两根肩胛骨是夹在一起的，肚脐是收紧的。不要把重力作用在腰上，如果感觉腰酸就做错了。当肩胛往里收的时候，横向的肌肉拉紧了。

当身体离开垫子的时候，纵向的肌肉也收紧了，所以在这个动作里面横向的和纵向的肌肉能同时夹紧。

一组做15个，可以重复3~4组。

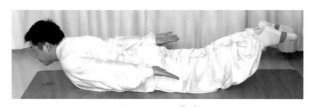

图15-11 飞燕式

你的颈背腰怎么了？

16

下肢坠胀
——病因需要细琢磨

张女士："医生，我腰痛，扯着两个小腿肚也胀得很，走路也不利索了。"

医生："麻烦具体地说一下您的症状？"

张女士："我半年前摔了一跤，说是第2腰椎体骨折，之后就时不时会有腰背部疼痛，特别是在久坐、劳累后更明显。最近半个月出现小腿肚胀痛，走起路来一跛一跛的，已经严重影响我的生活了。"

医生："走路时会不会感觉踩不踏实，脚软没力气？大小便怎么样？"

张女士："对对对，走路会感觉到不踏实，特别是天黑时，路都不敢走了。大小便还好。"

医生："好的，我需要给您做腰椎的相关检查……"

张女士，74岁，半年前不慎摔倒导致第2腰椎体压缩性骨折，之后就时不时会有腰背部疼痛，特别是在久坐、劳累后更加明显，卧床休息可缓解。张女士并未行特殊治疗。但是最近半个月逐渐出现双下肢坠胀，特别是小腿肚的地方特别不舒服，连行走也受到了影响。如今张女士行走时呈跛行步态，疼痛症状已经严重影响生活。

张女士是患上了腰椎间盘突出症了吗？她没有典型的下肢放射痛，没有沿神经走形区的疼痛，还有跛行……那这个究竟是怎么回事儿呢，又是怎么发生的呢？让我们一起来看看吧。

腰椎间盘相关知识：

脊椎是由很多椎体和连接在椎体间的椎间盘组成的，腰椎间盘是由外层的纤维环和内部的髓核构成的"汤圆"。它的生理作用主要是连接椎体、吸收与传递压力及增加脊柱运动的灵活性。（如图16-1、16-2）

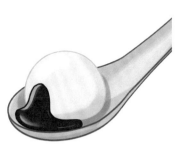

图16-1 破皮的汤圆

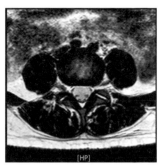

图16-2 腰椎间盘

这个"汤圆芯"在20岁前其含水量最高（高达70%~90%），弹性最好，但20岁后就会慢慢发生退变，含水量逐年下降，其弹性也逐渐降低。髓核主要担任吸收震荡的角色，在相邻的脊椎间分散及传递力量。纤维环由10~20个向心的呈交叉状排列的纤维软骨组成，在外层包围住髓核。当椎间盘上下相邻的椎体被体重或肌肉收缩的力量所挤压时，髓核会被向外挤压增加纤维环的张力，此张力可以稳定椎间盘，将其转变成一个稳定的承重结构。软骨板则位于椎间盘的上下两面，处在椎体与椎间盘之间，是椎间盘的唯一营养供应来源。处在椎间盘中间的髓核是由外层的纤维环包裹起来的凝胶状液体，在脊椎进行不同方向运动并对椎间盘不同部位产生不均衡的压力时，可以使椎间盘发生不同方向的移动。髓核的这种移动特性是一种正常的生理现象，增加了腰椎各向活动的灵活性，例如当人体脊椎后伸时，因前侧椎间隙增宽，压力减小，髓核会被往前推，相反当人体脊椎前屈时，因后侧椎间隙增宽，压力减小，髓核会被往后推。

什么是椎间盘突出？

当椎间盘遭受过长时间或过大的压力时，髓核可能会突破纤维环向外溢出，由于在椎体的前侧有宽厚的前纵韧带加强椎间盘前方的纤维环，髓核较难进一步向前突出，但处在椎体后侧的后纵韧带较为细窄，后纵韧带的两侧及椎间盘的后外侧则成为髓核突破纤维环的薄弱地带，较易发生髓核的后外侧突出而压迫位于后外侧的相应神经根并产生相应的神经根压迫症状。（如图16-3）

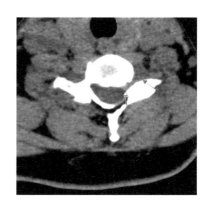

图16-3 椎间盘突出压迫神经根

为什么腰椎间盘突出常见？

虽然人体颈、胸、腰椎都有椎间盘，但是腰椎要更可怜一些。不同于四肢行走的动物，我们人类的腰椎不仅平时要承担上半身大部分重量，搬东西时甚至得承担额外负荷，还得负责参与身体的旋转、侧屈、屈伸等动作。腰椎是人体承受压力和扭力最大的部位。脊柱的胸椎段有肋骨支撑，骶骨段有盆骨支撑，唯有腰椎段，只能靠腰背腹相关的肌肉来支撑，真可谓"位低权轻责任重"。当腰椎段不稳定或者受到外力的时候，压力又常常损伤的是连接各个腰椎的非骨性结构——腰椎间盘。

当人体长期处于向前弯腰的姿势时，椎间盘纤维环的后壁因为长时间受到异常的牵拉而变得脆弱，因弯腰而移动到椎间盘后方的髓核就有可能突破纤维环而发生腰椎间盘突出。或突然弯腰抬重物时，腰背部肌肉的力量会更进一步压迫椎间盘，产生更大的压力，处在椎间盘后方的纤维环无法限制强力的髓核后移，就容易发生纤维环破裂、髓核突破纤维环而发生椎间盘突出的症状。

腰椎间盘突出都有症状吗？

其实较轻的椎间盘突出本身不会引起临床症状，有尸体解剖研究发现，几乎80%的成人在其一生中都有可能发生椎间盘突出现象，所以，如果在体检中做腰椎CT显示有椎间盘突出而没有任何身体不适的症状，大可不必紧张。只有在突出较大压迫神经根或虽不压迫神经根但引起了较严重的炎症反应，出现了比较典型的腰痛同时伴有单侧下肢放射性疼痛的症状，就需要进行临床治疗。当然还有一种情况就是虽然椎间盘突出并不是很大，但因为某些人先天性椎管本身比较小，即椎管狭窄，也会出现典型的椎间盘突出或椎管狭窄的症状。

回到我们的病例，张女士已经74岁，腰痛还伴随着双下肢的坠胀，很可能是腰椎间盘突出症，到底是不是呢？紧接着，给张女士做一些查体评估。张女士腰部的肌肉有压痛，而且下蹲受限，双侧小腿后侧的腓肠肌过度紧张。再做一些关节活动度的检查：腰、髋、膝活动度正常，但是双侧足背屈受限。CT显示腰4~5、腰5~骶1椎间盘向后突出。腰椎退变，腰4椎体向前轻度滑脱。DR检查显示腰5~骶1椎间隙变窄。退变老化，腰椎间盘突出，尤其是腰5~骶1椎间隙变窄，而骶1的神经根支配的区域就包括了小腿外后侧，这里的椎管内肯定有压迫神经根，引起了下肢的坠胀。本例中张女士受疼痛影响，步态也发生了改变，腓肠肌过度紧张导致足背屈受限，在步态末期产生趾屈力量不足和足部推送力弱，导致过度髋屈代偿，产生髂腰肌紧而无力，腰椎和骨盆不稳定。

虽然可以从影像学检查中快速地诊断"腰椎间盘突出症"，但是结合病史、查体、评估，尤其是把注意力放在软组织进行评估查体，分析出其中的因果关系、代偿变化，找到幕后黑手，才能更精准地治疗、取得更好的效果。

诊 断 要 点

病史： 常有久坐、劳累等病史。

症状： 腰部疼痛，下肢放射痛，疼痛区域是否符合腰椎间盘突出所压神经支配区域、有无深浅感觉障碍。

体征： 直腿抬高试验、四字试验、梨状肌牵拉试验、脊柱旁肌肉触诊有无疼痛，坐骨神经走形区有无压痛。

辅助检查： DR片了解腰椎情况，MRI了解椎间盘情况及神经有无受压情况、椎管有无狭窄、有没有腰骶椎隐裂情况。

自我治疗

灸法：

腰俞穴[1]，腰阳关穴[2]，承山穴[3]，涌泉穴[4]，阿是穴[5]（如图16-4）。

选取长20cm的艾条，点燃一端，距离上述穴位皮肤2～3cm，每穴灸5分钟，灸至皮肤温热发红为度。

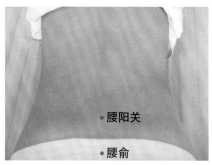

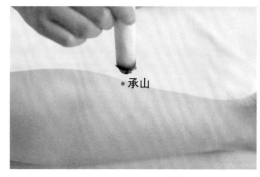 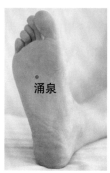

图16-4

---

[1] 腰俞穴：后正中线上，正对骶管裂孔。

[2] 腰阳关穴：叉腰下滑时骨盆最突出处横对第4腰椎，第4腰椎棘突下凹陷中，后正中线上。

[3] 承山穴：伸直小腿时，小腿肚最尖端。

[4] 涌泉穴：在足底，脚趾抓地时足心最凹陷处。

[5] 阿是穴：没有固定的位置和名称，以疼痛点为穴位。

推拿：

1. 以右手手掌按于尾骶部正中，左手手掌叠放在右手背上，双手同时施力，利用右手掌根的小幅度的冲击力，向下按压，逐步按压至大椎穴[1]止，使督脉所循行的脊骨节节放通（如图16-5）。

2. 之后，再以左手拇指抵压于大椎穴，向长强穴[2]方向用力，按压1分钟，使患者感觉到有"气"沿大椎穴循督脉下行至腰骶部，这时左手拇指勿动，以右手握空拳由上至下叩击督脉，两侧膀胱经各三次（如图16-6）。

3. 再以左手食指和拇指分别按压两侧的肾俞穴[3]，使患者有腰部酸胀感及向下肢放射的感觉，继以右手拇指分别点按弹拨两腿的委中穴[4]各10次，力度以能够耐受为度（如图16-7）。

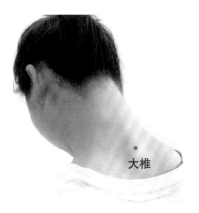

图16-5

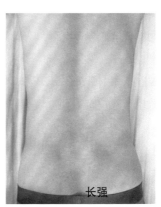

图16-6

[1] 大椎穴：坐位低头时脊柱最高点为大椎穴

[2] 长强穴：尾椎骨最下端与肛门连线的中点处。

[3] 肾俞穴：第2腰椎棘突下，后正中线旁开1.5寸。

[4] 委中穴：膝盖后正中点。

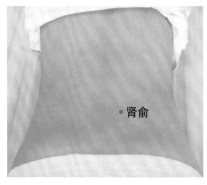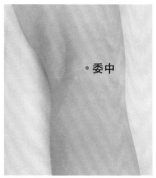

图16-7

导引：

1. 拉伸腘绳肌：

将左脚跟放在支撑台上，左腿伸直，双手放于左小腿处，不要用力压。保持脊柱直立伸展，从腹股沟处上半身前屈。注意激活两腿股四头肌，不要让膝盖后侧有压力，同时注意脖颈和肩胛骨的放松舒展，不断地保持和深入向前。根据自己情况，两侧腿各保持一段时间（如图16-8）。

2. 拉伸腓肠肌：

站立小腿拉伸（墙壁辅助），开始以弓箭步姿势，双手扶墙，身体前倾感受后腿的小腿肚紧绷拉伸感（如图16-9）。

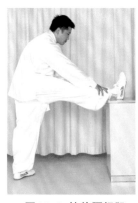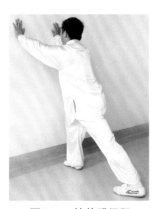

图16-8 拉伸腘绳肌　　　图16-9 拉伸腓肠肌

【注意事项】

1. 运动锻炼：如果已经有腰痛症状，那么运动的调整目的是避免疼痛的加剧，减轻对神经根的进一步损伤。这个时候应避免进行会增加脊柱应力的高冲击运动，避免反复旋转和弯腰的运动，比如各种球类运动、跳高等。如果某一特定的活动会引起腰痛或者疼痛明显加重，则应避免进行该类活动，改而尝试其他活动方式，怎么舒服怎么来。

2. 工作环境改造：办公室工作的白领，尽量避免久坐久站。如需久坐或久站，那就得经常更换体位，在工作间隙少量多次地起身走动，活动一下颈肩腰部。现在不少智能手表、智能手环都能提供久坐提醒功能，是个不错的辅助。

3. 正确的姿势：久坐、腰部长时间呈微屈体位、频繁弯腰的活动均对腰椎不利。不正确的搬动重物方式、频繁搬动重物或搬动过重的物体都可能导致腰痛加重。搬动重物时，应下蹲，膝关节屈曲，将物体尽量靠近身体，并使腹肌维持紧张以保护腰部较弱的肌肉，防止其拉伤。也就是健身动作中"硬拉"的动作模式在日常生活中运用（如图16-10、图16-11）。

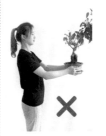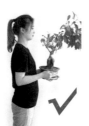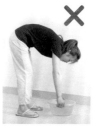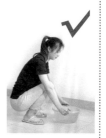

图16-10   图16-11

4. 床垫的选择：中等硬度的床垫是首选。什么是中等硬度床垫呢？是指人躺下后形变比例大概为1∶3的床垫。如6cm厚的床垫下陷2cm左右。不论什么材质都最好实测睡睡看，建议选择10cm厚度以内的中等硬度床垫。条件限制的话也可以在硬板床上垫3~5cm厚的软垫，也可以模拟出中等厚度床垫的效果。

5. 护具的使用：腰部护具可以通过限制脊柱活动起到缓解疼痛，预防急性加重的作用，同时通过腰带的加压束缚增加脊柱的稳定性。但如果过分依赖腰带会限制自身腰腹部肌肉的发展，所以腰椎护具通常不作为常规推荐使用，仅建议在持续工作时或者一些特殊会加重脊柱负荷的情况下佩戴使用（如大重量深蹲、硬拉），并注意需要定时放松。

6. 其他：穿高跟鞋走路，人体会通过骨盆前倾、腹部前凸来保持身体平衡，这样的姿势会增加腰椎压力。年轻时肌肉较发达有力，可起一部分代偿保护作用，中年以后肌肉力量下降，更容易引起腰痛。因此建议少穿高跟鞋。

肥胖、吸烟也是腰椎间盘突出症的易发因素。肥胖增加腰椎压力，而吸烟产生的有害物质，如尼古丁、一氧化碳，进入血液后引起小血管病变，影响血供，使腰椎间盘本来就不充足的营养供应更加减少。

17 腰痛伴双侧下肢痛
——是腰椎间盘突出了吗？

张某某："医生，我怎么今天上车就坐不住，腰部一直痛得难受。"

医生："您是经常开长途车吗？"

张某某："是啊，常年累月抱着方向盘，脚踩风火轮似的，时间久了还总觉得双下肢都麻木、疼痛。"

医生："您这种情况如果休息、锻炼后缓解不明显，应该及时做检查排除其他疾病。"

张某某："那我还是休息休息算了，应该没什么大问题的。"

医生："如果想着靠休息就可以缓解就大错特错了，反复性的腰部疼痛还伴有双下肢都麻木、疼痛是需要重视的。"

张某某，男，39岁，长途车司机，近月来总感觉双侧腰腿部疼痛，麻木及步行距离逐渐减少。

其实像张某这样的患者在门诊是非常常见的，专业的医生会根据患者所提供的基本信息、辅助检查及结合自己的行医经验来诊断，这是腰椎间盘突出症。那么生活中为什么会有这么多人会出现腰椎间盘突出症呢？这得从腰椎间盘的相关结构和受力因素谈起。

了解我们的脊柱：

我们脊柱像堆积木一样，由一个一个叫椎体的骨头堆成的（如图17-1）。

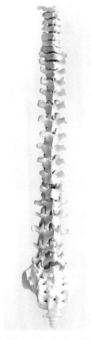

如果直接骨头贴骨头地堆起来，我们平时跳跃时，岂不是骨头撞骨头么？不仅疼，而且很快就磨损坏了。所以，每两个相邻的椎体骨头中间，长出了一个有软软的有弹性的垫子，这样就像被放了个弹簧一样，不仅不会骨头磨骨头，而且还能缓冲蹦蹦跳跳带来的震荡冲击。这个有弹性的垫子，就是传说中的椎间盘。但是，椎间盘只是在功能上像垫子，结构上长的却更像咱们熟悉的汤圆。咱们吃的汤圆由两部分组成，外面的皮和里面的馅儿。同样的，椎间盘也是由两部分组成，外面的皮叫纤维环，里面的馅儿叫髓核。实际上，所谓椎间盘突出，其实并不是说椎间盘像一个汤圆掉地上一样，整体的全掉出来了。而是椎间盘外面的皮，也就是纤维环破了个口，里面的馅儿，

图17-1 脊柱模型

也就是髓核从这个破口里跑来了（如图17-2）。椎间盘旁边不远的地方，就是重要的神经根和脊髓。如果突出来的"馅儿"比较少，一般问题不大，甚至没啥感觉。但是如果突出来比较多，就很可能刺激甚至压迫到神经根或脊髓。

很多腰椎间盘突出的患者，会出现腿的麻木、疼痛，就是因为突出来的椎间盘的髓核，压迫刺激到了神经根。那么，椎间盘外面那层叫纤维环的皮，为什么会破呢？对于年轻人来说，大多数是因为搬重物等暴力损伤；而对于岁数大的人来说，更多的是随着年龄的增大，椎间盘逐渐发生退变，再加上平时的劳损，让纤维环变得更脆、更薄弱，稍微一用力就破了。而本病例中，张某由于久坐等不良生活方式导致

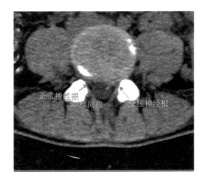

图17-2 腰椎间盘突出压迫神经根

腰椎间盘变性、纤维环破裂，髓核就会跑向后方椎管，刺激相邻韧带、神经等组织而引起一系列的临床症状与体征。

久坐为什么会引起腰椎间盘突出呢？

其实我国传统医学就有"久坐伤肉"之说，在平时的生活中也有体会，人坐久了就会感到腰酸、腰痛，这是因为久坐后腰肌血液不流畅而产生酸痛。人们常说的坐下来休息，认为坐就是一种休息，但对于腰椎来说却是一个例外，在坐姿时腰椎间盘所承受的压力最大。有研究表明，人体在坐位时，如果保持正确的坐姿，腰椎间盘内的压力是平卧位时的6倍；如果坐姿不良，则椎间盘内压力会飙升到平卧位时的11倍。在电脑前工作的坐姿往往不正确，工作紧张时往往会忘记及时调整身体姿势，这样长年累月地使腰椎间盘

处于高压状态，很容易出现腰椎退变、撕裂、椎间盘突出。同时长时间坐位工作使背部肌肉长时间处于牵拉状态，极其容易引起腰背肌劳损、慢性腰痛及破坏腰椎的稳定性，进一步增大腰椎间盘突出症的发病可能。

腰椎间盘突出的发病机制

腰椎间盘突出症的发病机制可能为机械压迫、化学刺激（如髓核释放出包括糖蛋白、白介素和组胺等物质，引起疼痛—痉挛反射，造成肌肉缺血，出现腰背疼痛等症状）、自身免疫反应（指由于髓核是脊索发育后的残余物，在纤维环的包裹下与外界血液循环隔绝，在纤维环破裂后，突出的髓核与外界血液循环接触，引发自体免疫反应）。经过保守治疗后神经根水肿缓解，可是纤维环的血液供应少，自身愈合能力差，髓核容易不断突出，并且化学刺激和自身免疫反应较难控制，所以很容易复发。

诊 断 要 点

病史： 常有久坐、劳累等。

症状： 腰部疼痛，下肢放射痛，疼痛区域是否符合间盘突出所压神经支配区域、有无深浅感觉障碍。

体征： 直腿抬高试验、四字试验、梨状肌牵拉试验、脊柱旁肌肉触诊有无疼痛，坐骨神经走形区有无压痛。

辅助检查： DR片了解腰椎情况，MRI了解椎间盘情况及神经有无受压情况、椎管有无狭窄、有没有腰骶椎隐裂情况。

自我治疗

灸法：

委中穴[1]，环跳穴[2]，大肠俞穴[3]，肾俞穴[4]，阳陵泉穴[5]，飞扬穴[6]，承山穴[7]，丘墟穴[8]（如图17-3、17-4）。

选取长20cm长的艾条，点燃一端，距离上述穴位皮肤2~3cm，每穴灸5分钟，灸至皮肤温热发红为度。

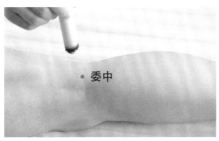 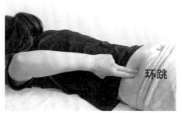

图17-3

---

[1] 委中穴：在膝后区，腘横纹中点。

[2] 环跳穴：侧卧身体，伸直下腿，屈上腿，以拇指关节横纹按在股骨大转子上，拇指指脊柱，当拇指尖处，按压有酸胀感。

[3] 大肠俞穴：在脊柱区，第4腰椎棘突下，后正中线旁开1.5寸。

[4] 肾俞穴：在脊柱区，第2腰椎棘突下，后正中线旁开1.5寸。（先定第12胸椎棘突，下数第2个棘突即第2腰椎棘突。）

[5] 阳陵泉穴：膝关节外下方，腓骨头凸起前方凹陷中。

[6] 飞扬穴：腘横纹中点与外踝尖连线的中点往外下方一横指。

[7] 承山穴：在小腿后区，腓肠肌两肌腹与肌腱交角处。[伸直小腿或足跟上提时，腓肠肌肌腹下出现尖角凹陷中（即腓肠肌内、外侧头分开的地方，呈"人"字形沟）]。

[8] 丘墟穴：足外踝前缘垂线与下缘水平线交点。

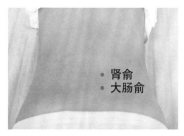

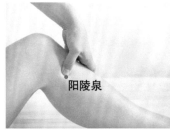
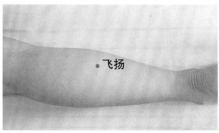

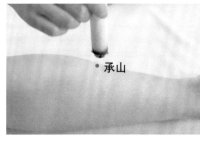
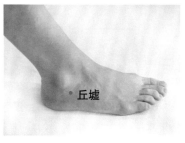

图17-4

推拿：

1. 双手掌根及小鱼际向后放置于双侧肾俞穴，自肾俞穴向下至臀部外侧施予擦法，往返10余遍（如图17-5）。

2. 两手握拳，以第5掌指关节重点击打两侧臀外疼痛区域50~100下，击打中渎穴[1]、风市穴[2]、阳陵泉穴、外丘穴[3]，

---

[1] 中渎穴：掌心贴于大腿，中指指尖下为风市穴，风市直下两横指即为本穴。

[2] 风市穴：掌心贴于大腿，中指指尖下即为本穴。

[3] 外丘穴：外踝尖与腘横纹头连线中点下方一横指。

每穴约50下（如图17-6）。

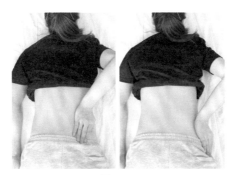

图17-5

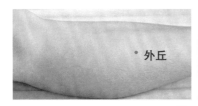 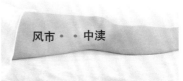

图17-6

3. 拇指按揉两侧合阳穴[1]、跗阳穴[2]及跟腱各1分钟（如图17-7）。

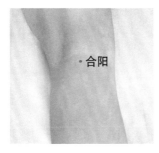 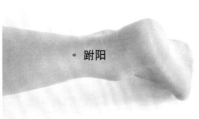

图17-7

---

[1] 合阳穴：腘横纹中点正下方两横指。

[2] 跗阳穴：足外踝后方凹陷直上四横指。

导引

1. 小飞燕式：

俯卧床上，双手背后，后仰头颈，用力挺胸抬头，通过颈部肌肉使头胸离开床面，同时膝关节伸直，通过腰部肌肉使双下肢上翘也抬离床面（如图17-8），持续3~5秒，然后肌肉放松休息，就完成了一次练习。

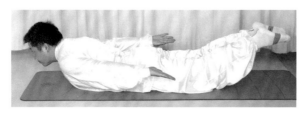

图17-8 小飞燕式

2. 五点支撑法：

仰卧在床上，去枕屈膝，双肘部及背部、双足顶住床，脊柱和臀部抬离床面，依靠头肩（一个点）、双肘部（二个点）和双脚（二个点）这五点支撑起整个身体的重量（如图17-9），持续3~5秒，然后腰部肌肉放松，放下臀部休息。

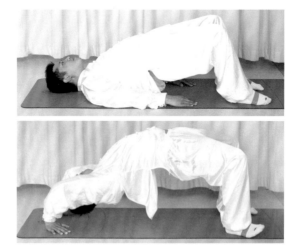

图17-9 五点支撑

【注意事项】

1. 高位巨大中央型腰突者慎用推拿治疗。

2. 中央型腰突患者尽量少从事体力劳动，特别是一些需要用腰的劳动。

3. 中央型腰突患者宜睡硬板床，不宜用特软床。卧床休息可以使椎间盘、椎管内承受压力降低，有助于缓解对神经根、马尾神经等的压迫，减轻神经根水肿，对初次发作、症状、体征较轻者效果较明显。当症状初次发作时，应当绝对卧床休息，需要强调的是饮食、大小便均不应下床或坐起。但是卧床时间过长，缺乏必要的肌肉锻炼会导致肌肉萎缩，因此在症状、体征缓解后可进行适当的肌肉锻炼。另外床不宜太软也不宜太硬。应当宽大利于患者翻身，并防止褥疮发生。最好能够坚持持续卧床一段时间，一般为3周或以上。卧床的姿势可以选择仰卧、侧卧、俯卧及跪卧等，主要以自感舒适为宜。

4. 长期久坐如出租车司机或长途汽车司机，腰突症的发病率较高，这主要是因为开车时腰部的姿势不良或保持不良姿势时间过久、方向盘与坐位高度不协调、腰骶部长时间颠震等原因造成的。因此应注意以下几点，避免腰椎间盘突出症的发生。

（1）应把座位适当靠近方向盘，使方向盘在不影响转向的情况下尽量靠近胸前，同时靠背后倾角度最好在100°左右，后倾角度不要太大。

（2）调整座位与方向盘之间的高度，如过低则双肩会有上耸的感觉，过高则易使腰椎过伸，从而增加腰部的负荷。

（3）尽量避免连续开车超过2小时。若需长时间开车时，宜中途停车休息5~10分钟，到外面活动一下，做一些腰部活动的保健体操。

（4）专职汽车司机要预防腰部疾病，最主要的措施还是加强自身保护，每天定期进行颈腰背部肌肉的功能锻炼，多参加诸如游泳等锻炼。

（5）许多汽车中都配有空调，但凉气过重会使腰背肌肉及椎间盘周围组织的血运障碍，增加发生腰部疾病的概率。因此不要把驾驶室的温度调得太低。

（6）如汽车发生故障，有些司机在钻到车底修理时，始终绷着下肢会使腰部过度后伸，工作时间较长易发生腰部肌肉劳损现象。因此，在车底修理时，应把双腿屈曲起来，减轻腰部的负担。

18

腰痛伴一侧下肢痛
——腰椎间盘突出症找上门了？

杨某："医生，我这几天腰痛得不行，动一下都会扯着脚一起痛。"

医生："有没有抬过重物？"

杨某："我是搬家公司的，经常要抬一些重东西。1周前，抬了一个柜子，自那以后就感到腰痛。一开始我以为休息休息就好了。可是休息了都没见好。反而活动时还会扯到脚痛了。"

医生："请具体描述一下您的疼痛。"

杨某："一开始疼痛是在右边腰这里，活动的时候疼痛顺着右边屁股一直疼到右脚面，像放电一样。动一下又可以缓解一下，现在只要一走或者翻个身都会痛。"

医生："好的，我需要给您做腰部的一些相关检查……"

　　杨某, 男, 40岁, 搬家公司员工, 经常弯腰搬抬重物, 近一年来反复出现右侧腰部疼痛, 卧床休息时疼痛减轻, 久站和劳累后加重, 症状时轻时重, 反复发作, 杨某并没有引起重视, 以为休息后就会好。1月前因为过多搬抬重物后腰部疼痛加重, 活动受限并伴有右下肢沿神经根走行区疼痛、麻木。改变体位时症状可缓解遂到当地医院就诊, 行腰椎CT检查提示腰3~4、腰4~5、腰5~骶1椎间盘侧后突出, 硬膜囊受压。经推拿、针灸、腰部牵引、热敷等治疗, 腰部疼痛症状较前减轻, 右下肢仍感疼痛、麻木, 时轻时重, 反复发作, 严重影响到杨某的工作和生活, 现为求进一步巩固治疗, 遂到我院推拿科门诊诊治。

脊柱和椎间盘:

　　我们人体的脊柱就像堆塔积木一样, 由一个一个脊椎的骨头相互堆叠而成的。在相邻的两个椎体间有类似缓冲垫的椎间盘, 它不仅仅能稳定椎体, 保持正常的形态, 更能在平时行走或跳跃过程中起到缓冲减震作用。按照解剖学来看正常椎间盘由中央的髓核和周围包绕致密的纤维环及紧贴上下椎体的终板构成。在椎间盘的中央是由蛋白聚糖、胶原质为主要成分

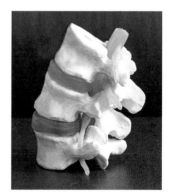

图18-1 椎间盘模型

组成的胶状髓核以及外周密集的同心纤维环组成。椎间盘上下是软骨成分的终板, 与椎骨相贴, 如图18-1所示。

疼痛产生的原因：

当腰部过度负重劳损，椎间盘内部的压力就会增大，髓核就会往纤维环薄弱处突出，当突出物压迫一侧或双侧坐骨神经时，会引起腰部疼痛，并伴一侧或两侧下肢放射性疼痛、麻木等症状；当椎间盘脱出导致椎管狭窄，压迫脊髓或马尾神经的时候，可以出现双下肢麻木、无力，马鞍区麻木，甚至出现膀胱、直肠功能失调，性机能障碍，如图18-2所示。

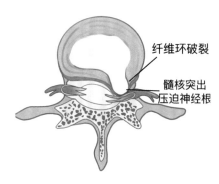

图18-2 腰椎间盘突出

腰椎间盘突出的发病机理：

腰椎间盘突出的发病机理主要有以下3点：

（1）由于脊柱前面的前纵韧带较后纵韧带宽且厚，椎间隙也是前宽后窄导致腰椎间盘后外侧较为薄弱，故使髓核容易向纤维环较薄弱的侧后方突出。

（2）椎间盘退行性改变主要是髓核脱水逐渐纤维化，失去原来的胶质状态，椎间盘的弹性和张力发生改变，固化的髓核就容易从纤维环薄弱的侧后方突出。

（3）腰部长期姿势不正，负重劳损又受到风寒湿邪侵袭，腰部肌肉紧张僵硬，导致脊柱生物力学失衡，进而引起脊柱侧弯、腰曲改变，诱发椎间盘突出。

前面两点是由人体的解剖结构及生理退行性改变所决定的，也是不可改变和逆转的，第三点可以说是腰椎间盘突出的重要诱因。

腰痛并伴一侧下肢疼痛、麻木都是腰椎间盘突出引起的吗?

多数情况下腰痛伴下肢疼痛、麻木是由于椎间盘突出压迫坐骨神经根而引起的。但并不是所有腰腿痛伴一侧下肢疼痛、麻木都是腰椎间盘突出引起,其中最容易与梨状肌综合征混淆。梨状肌综合征发病诱因多为臀部外伤引起,主要临床表现为臀腿痛,腰部疼痛不明显,下肢放射性疼痛与腰椎间盘突出症相似,梨状肌局部有压痛并可触及条索状物质,梨状肌紧张试验阳性,腰椎CT、核磁等影像学无异常表现。

为什么腰椎间盘突出症有的人是一侧下肢疼痛麻木,有的人是双下肢疼痛、麻木?

由于人的腰4~5和骶1~3椎体两侧都分布有坐骨神经根,当腰4~5和骶1~3椎体之间的椎间盘向两侧后方突出时就压迫到双侧的坐骨神经根,引起腰部疼痛双下肢的疼痛、麻木。

哪些不良的姿势行为会诱发腰突症呢? 应该怎样避免呢?

腰部的主要运动有屈伸、旋转、侧屈,其中腰部屈伸运动中活动角度是最大的,前屈可达到90°,后伸可达30°,一些不良的姿势行为会超过腰部屈伸的活动角度,容易引起腰椎间盘突出。例如:反复弯腰搬抬重物、坐凳子时弯腰驼背、半躺在沙发上玩手机等。如下图18-3、图18-4所示。

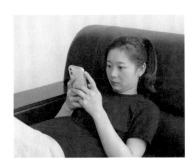

图18-3 不良坐姿

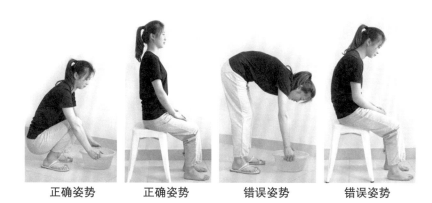

正确姿势　　　　正确姿势　　　　错误姿势　　　　错误姿势

图18-4　抬水、坐姿示范

在日常生活中正确的搬重物姿势应该是，缓慢地蹲下来，保持腰背挺直，重物贴紧胸前，站起时大腿肌肉用力，缓慢抬起物体，抱重物时应该让手臂和物体尽量紧贴胸部，因为越近越省力（如图10-5）。此外，在坐位时应双脚平放于地面，膝关节屈曲90°，髋关节打开至120°，不要跷二郎腿，背部保持挺直，不要驼背。生活中还应该避免半躺着看书、玩手机等。

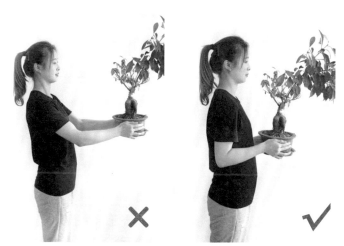

图18-5　抱、抬重物示范

腰椎间盘突出需要做手术吗？

根据临床观察来看，绝大多数患者经过针灸、推拿、功能锻炼等传统保守治疗，症状可明显缓解甚至消失，所以大多数患者是不需要进行手术干预的。对于发病时间长、反复发作，症状严重并经保守治疗无效的，如：中央型突出压迫脊髓，合并椎管狭窄等病情严重患者，可以考虑选择手术治疗。主要手术方式有经皮椎间孔镜髓核摘除术、经皮穿刺髓核抽吸术或激光汽化术等。手术虽然可以将椎间盘突出物清除掉，但术后可能引发椎间盘周围组织的炎症水肿、粘连等并发症，同时，手术并非一劳永逸，椎间盘仍然可以再次突出，引发临床症状。

综上所述，病案中杨某以右侧腰部反复疼痛1年，加重伴右下肢疼痛、麻木1周为主诉，符合腰突症压迫坐骨神经的典型临床表现。再进一步追寻杨某的病史就不难找出发病诱因，杨某由于工作中长期弯腰搬抬重物，腰部反复屈伸活动，导致腰椎间盘受力不均，造成椎间盘突出，压迫坐骨神经。当向一侧突出的腰椎间盘压迫坐骨神经时会引发神经根组织充血、神经根水肿受压等炎症反应，坐骨神经根受压会引起腰部疼痛，并伴一侧下肢放射性疼痛、麻木等症状。

诊 断 要 点

病史： 长期重体力劳动，久坐久站。

症状： 腰部疼痛伴下肢放射性疼痛，一般为持续性疼痛，时轻时重，反复发作，严重者不能久行、久坐、久立，翻身困难，影响正常生活工作学习。

体征： 腰部有压痛、叩击痛，以两手拇指从上往下按压腰部棘突及棘两旁，或一手握拳叩击腰部，在突出部位的棘突间、棘突两旁可出现深压痛或叩击痛，疼痛可沿着大腿后侧放射至小腿外侧、足跟或足背外侧。放射性下肢疼痛，多与腰痛同时发生，少数可单独出现，多在咳嗽、喷嚏、憋气等腹内压增高时疼痛加重。腰部曲屈、后仰、侧弯、旋转等活动功能受限制。感觉功能障碍，久病患者，神经根受压严重，可出现麻木感、蚁行感，一些患者初期还可出现疼痛过敏，范围多局限在小腿后外侧及足跟、足背或足底部。直腿抬高及加强试验阳性，屈颈试验阳性，仰卧挺腹试验阳性。

辅助检查：DR片了解腰椎情况，腰椎MRI了解椎间盘及有无脊髓受压情况及神经根受压情况。

自我治疗

灸法：

选腰阳关穴[1]、肾俞穴[2]、关元俞穴[3]、委中穴[4]、昆仑穴[5]5穴进行施灸（如图18-6、18-7）。选取长20cm长的艾条，点燃一端，距离上述穴位皮肤2~3cm，每穴灸5分钟，灸至皮肤温热发红为度。

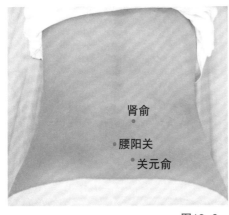 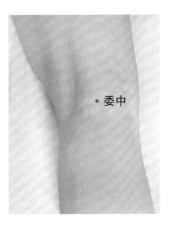

图18-6

[1]腰阳关穴：在脊柱区，第4腰椎棘突下凹陷中，后正中线上。

[2]肾俞穴：在脊柱区，第2腰椎棘突下，后正中线旁开1.5寸。（先定第12胸椎棘突，下数第2个棘突即第2腰椎棘突。）

[3]关元俞穴：在身体腰骶部，当第五腰椎棘突下，左右旁开2指宽处。

[4]委中穴：在膝后区，腘横纹中点。

[5]昆仑穴：位于踝区，脚踝外侧，在外踝最高点与跟腱相连线的中央点。

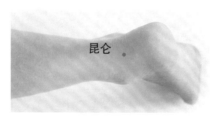

图18-7

推拿：

1. 以患侧手掌根及小鱼际向后放置于同侧肾俞穴，自肾俞穴向下至臀部外侧施予擦法，往返10余遍（如图18-8）。

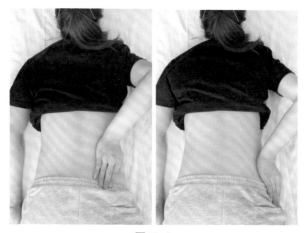

图18-8

2. 两手握拳，分别击打患侧臀外50~100下，击打中渎穴[1]、风市穴[2]、阳陵泉穴[3]、外丘穴[4]，每穴约1分钟（如图18-9）。

———————

[1] 中渎穴：掌心贴于大腿，中指指尖下为风市穴，风市直下两横指即为本穴。

[2] 风市穴：掌心贴于大腿，中指指尖下即为本穴。

[3] 阳陵泉穴：膝关节外下方，腓骨头凸起前方凹陷中。

[4] 外丘穴：外踝尖与腘横纹头连线中点下方一横指。

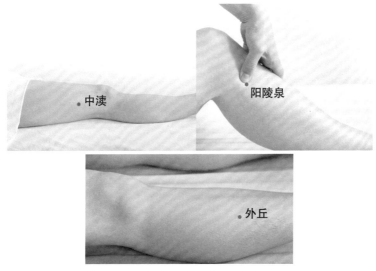

图18-9

3. 拇指按揉患侧合阳穴[1]、跗阳穴[2]及跟腱各1分钟（如图18-10）。

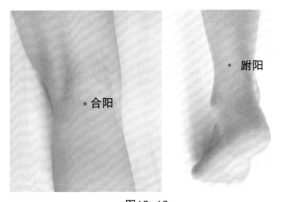

图18-10

---

[1] 合阳穴：腘横纹中点正下方两横指。

[2] 跗阳穴：足外踝后方凹陷直上四横指。

导引：

首先本病急性期以卧床休息为主，不进行功能锻炼，在腰部疼痛减轻，下肢疼痛、麻木等基本消失后，才开始进行功能锻炼，本病急性期多在2至3周，在恢复期康复锻炼的过程中，应避免长时间坐和站，因为在坐位的时候，腰部受力最大，站立的时候次之，躺着的时候，腰部受力最少。主要导引功能锻炼方式有飞燕式、拱桥式、仰卧抱膝式等。

1. 飞燕式：

飞燕式锻炼可以增强腰背部肌肉力量，不仅适合腰椎间盘突出症患者，还适用于腰肌劳损、腰椎小关节紊乱、骶髂关节错位的患者。飞燕式的动作要领：俯卧位，两臂跟两腿取伸直位，然后使腰背部肌肉用力收缩，尽量使胸部及四肢离开床面，如飞燕状，所以叫作飞燕式。反复锻炼，20~40次。每次动作保持3~5秒，然后肌肉放松，休息3~5秒为一个周期。每次训练前要热身，高度以自己能支持住的高度为宜，不要勉强。训练可分三个阶段：①俯卧床上，双腿并拢抬起。②头和上肢抬起。③四肢与头同时抬起。对于年老患者还可以在腹部垫一个枕头，将头、腿抬到和腰椎在一条直线上即可。锻炼的强度由小到大，能够耐受为度。动作不要用力过猛，以防损伤肌肉。（图见第137页）

飞燕式功能锻炼需要注意几点：第一，做"小燕飞"锻炼时，一定不可以憋气，要维持正常的呼吸，可以用轻声计数来保证呼吸的稳定。如果感觉动作吃力，可以根据自己情况酌情减量。如果锻炼时憋气，可能会引起心脏、局部缺血等不适，带来更严重的后果，得不偿失。第二，做"小燕飞"锻炼时，并不是头和腿抬得越高越好，而是要稍稍抬起即可。抬得太高反而会导致腰椎压力增大。第三做"小燕飞"锻炼时，不能快速做，而是要静态保持。很多人都有这一的误区，每次做"小燕飞"能快速做50个甚至更多，这种锻炼方法并不利于增强腰背肌力量。我们推荐抬起时维持

5~10秒钟，让腰背肌做等长收缩，这种方法对于肌肉力量的增长是非常有效的。

2. 拱桥式：

拱桥式主要是对腰背肌的功能锻炼，包括三点、四点、五点的支撑，进行循序渐进的锻炼。佩戴护腰也可以使得症状明显减轻，但更多需要靠自己肌肉力量的加强来维持脊柱的稳定性，即加强腰背肌的锻炼。

五点支撑法的锻炼方法为：①仰卧在床上，去枕屈膝；②双肘部及背部顶住床，腹部及臀部向上抬起，依靠头部、双肘部和双脚这五点支撑起整个身体的重量；上述动作持续3~5秒，然后腰部肌肉放松，放下臀部休息3~5秒为一个周期。拱桥式锻炼的次数和强度要因人而异，一般一次锻炼20~40次，5分钟左右。锻炼时感觉身体前侧的胸腹部向上方舒展。躯干就像一座拱桥，双肩落于地面，肩胛骨要向脊椎收紧，下背部、腰部和臀部肌肉也要收紧（如图18-11）。

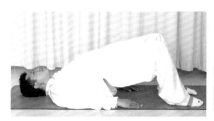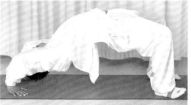

图18-11 拱桥式

拱桥式是锻炼腰背肌最好的方法之一，能增强腰背肌的力量，预防腰背部损伤的发生。拱桥式锻炼一般选择五点支撑法，因五点支撑法对腰椎的负荷较小，锻炼量较轻。四点支撑对腰椎的负荷最大，掌控不好容易加重病情，一般不建议采用。同时要注意做拱桥式锻炼一定要在症状缓解期，避开急性疼痛期。如出现腰部疼痛不适，应立即停止锻炼并休息，必要时到医院就诊。

3. 仰卧抱膝式：

在硬板床或地面上，取仰卧位，双腿屈膝，两脚并拢，腰背放平放松；两手十指交叉抱于膝关节处，使膝腿部尽量贴近胸壁，也可以左右晃动，坚持5个呼吸一个循环，持续5~10分钟（如图18-12）。

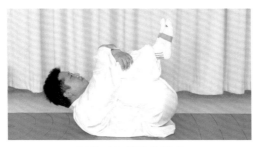

图18-12 仰卧抱膝式

【注意事项】

1. 对骨质疏松、椎体骨折、年龄过大及椎管严重狭窄患者不宜使用腰部斜扳法。

2. 推拿手法宜轻柔和缓，禁忌暴力，以免发生意外。

3. 本病急性期以卧床休息为主，不进行功能锻炼，病情好转后再行功能锻炼。

19

腰酸
——是不是肾虚

案例一：
李女士，24岁，腰部经常酸痛3年，加重1天。

李某："医生，我这段时间腰部酸痛得要命，你快帮我看看是怎么回事啊？我现在坐着也酸，站着也难受，可愁死我了。"

医生："是哪种疼法？还有其他症状吗？"

李某："就是酸疼，坐久了会更酸痛，感觉腰不是自己的，站起来稍微活动一下才舒服点，用了云南白药气雾剂，感觉也没什么效果。"

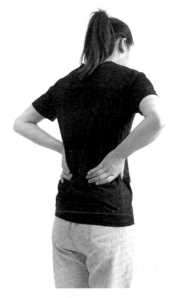

图19-1

医生："您是做什么工作的啊？最近有没有做过什么剧烈的运动呢或者受过外伤？"

李某："我是做销售的，经常坐办公室。至于受伤的话最近倒是没有，但我经常会扭到腰。"

医生："那您腰扭伤大概有多久了，以前扭伤了，没去治疗过吗？平时在办公室坐时间久了会起来活动活动吗？腿上有没有什么症状？"

李某："扭伤是3年前的事了，没去治疗过，总想着歇上一两天就好了。只有不舒服了才会起来活动活动。"

医生："您这种想法是不正确的！反复的腰扭伤会让您的腰部肌肉、筋膜、韧带等软组织难以修复，久而久之就会出现慢性腰痛。加上你身体很瘦，腰部力量本身比较薄弱，就很容易发生腰肌劳损；目前您的情况并不严重，只要认真配合治疗，平时尽量避免久坐久站，避免搬运重物，适当地对腰部进行锻炼，肯定会恢复的。"

案例二：
张先生，男，35岁，腰部疼痛2天。

张某："医生，我这两天以来感觉腰特别疼，不能长时间地坐着，也不能长时间地站着，活动活动又就好一些了，但是缓解不了多久。您看是怎么回事啊？"

医生："好的，那您最近腰部有受过什么外伤啊？平时是干什么工作的呢？除了腰痛还有其他哪里不舒服？"

张某："最近没受过什么伤，也没有撞到哪里；我的工作是送水，干了有10年左右了吧。我感觉可能跟我的工作性质有关，经常要扛着桶装水爬上爬下，以前年轻觉得还好，现在年纪稍微大了点，感觉有点吃不消了。"

医生："好，那您平时工作的时候会腰疼吗？有没有用过什么药？有没有去治疗过？拍过片子没？您平时抬水的时候是什么样的姿势，可以做给我看一下吗？"

张某："平时腰疼了的话也就去找个按摩店或者自己回家休息休息就好了，之前有去拍过片子，好像除了骨质增生就没有别的了，我今天也带了片子来，您可以看一下。"

医生："从您的片子上倒是看不出什么太大的问题，情况也不是很严重，主要还是考虑为腰肌劳损，长期扛重物，腰部的软组织经常处于一种紧张的状态，长期紧绷着腰部肌肉，容易引起劳损、痉挛，发生腰痛，只要您能够积极配合治疗，病情会缓解的。"

像李女士和张先生这种病情在日常生活中十分多见，但也非常容易被忽视，如果预防和治疗不及时的话，病情极易反复发作，成为顽固性的疾病，给生活和工作带来极大的困扰和麻烦。那么腰肌劳损到底是什么病？严不严重，会不会造成腰椎间盘突出？需不需要做手术呢？

腰肌劳损是什么病？

腰肌劳损主要是腰部一侧或两侧肌肉、筋膜、韧带等软组织发生慢性损伤而产生的炎症，又被称腰背肌筋膜炎、功能性腰痛、腰臀肌筋膜炎等。腰肌劳损是我们生活中的多发病和常见病，年龄段多在30～55岁，是引起腰部疼痛最常见的疾病之一，发病率占腰腿痛患者的80%左右，几乎排在腰部软组织损伤的首位，并且腰肌劳损有趋于年轻化的发病态势。腰肌劳损的疼痛呈弥漫性，痛点范围比较广泛而且不固定，大多数情况下是因为不正确的坐姿或劳作导致腰部肌肉劳损；部分原因是急性腰扭伤后没能及时治疗，转化成了慢性。此外，腰肌劳损也与职业、工作环境等因素有密切关系。

腰部的肌肉、筋膜、韧带分布：

如果要想深入了解腰肌劳损，我们还需要看看腰部肌肉、筋膜、韧带的分布情况。首先，腰部的脊柱由5个有一定生理前屈弧度的椎体组成（如图19-2），可别小看这5个小小的椎体哦，它们所承受的重量居然是我们人体重量的整整一半！就拿一个50公斤的女性来说，这5个椎体承受了约25千克的重量，可想而知这几个小小的椎体到底有多重要。其中还有椎间盘、韧带及肌肉等各类组织的功劳。

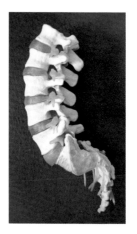

图19-2 腰部脊柱

腰部的肌肉包括后部的竖脊肌、腰方肌和前面的髂腰肌、腰大肌、腰小肌等（如图19-2、19-3）。身体上的肌肉就像是一根根橡皮筋，如果长期保持某一种姿势或者拉伸的力度超过了肌肉所能承受的最大范围，极易导致肌肉出现疲劳，疲劳的肌肉最容易出现损伤，损伤了就会发生疼痛。同时，疼痛反过来会使得肌肉出现痉挛，挤压肌肉上运行的血管，导致血管变细乃至堵塞，影响肌肉的血液供应，进一步加重肌肉的损伤，形成恶性循环。

那么筋膜又是什么东西呢？筋膜是人体皮下结缔组织的一种，由黏性胶原蛋白组成，通常分为两种：浅筋膜和深筋膜。筋膜像一张张大网一样，包裹在身肌肉、神经、韧带的外周，在稳定这些组织

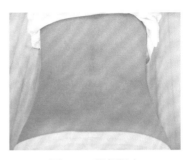

图19-3 腰部肌肉

的同时，也加强了它们之间的横向联系。如果没有筋膜的包裹，我们的肌肉、神经等组织将失去防护它们的第一道屏障。

至于韧带想必大家不陌生，它是一种致密的结缔组织，就像是一条条胶带一样连接在骨与骨之间，它们在加强关节的稳定性的同时，保护关节不受损害。

腰肌劳损的原因：

腰部肌肉的损伤并不是一朝一夕形成的，而是经历了一个相对漫长的过程，主要原因有以下几点。

1. 维持同一姿势长期站立或久坐的人。如戍边战士，腰部肌肉长期处于紧张的状态，犹如一直绷紧的"橡皮筋"，极易出现弹性下降。我们最为熟悉的"葛优躺"（如图19-4），短时间内似无大碍，若经常保持这个姿势，将使腰椎及腰后部肌肉、韧带、筋膜长时间处于拉伸状态，加重腰椎的压力，同样会对腰肌造成伤害。

2. 有腰部受伤史。腰部的急性扭伤后没有正规的治疗，或治疗不彻底，都影响腰部肌肉的修复，削弱腰肌的力量（如图19-5）。

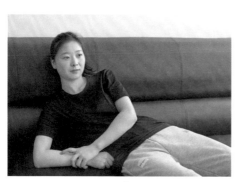

图19-4 "葛优躺"

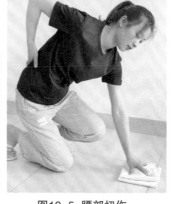

图19-5 腰部扭伤

3. 脊柱结构失稳。脊柱承担了人体1/2的重量，腰肌损伤会使脊柱外围的力量减弱，加重脊柱内部椎间盘的压力，加速其退化，诱发椎间盘突出或腰椎滑脱，加重脊柱的失稳。反过来，腰椎间盘的突出或腰椎的滑脱，又会刺激椎间盘周围的末梢神经，使其支配的肌肉出现筋挛或缺血，使脊柱失稳的状态进一步恶化。

4．床垫过软或过硬。过软的床垫会让腰椎处于不正常的弯曲状态，加重腰肌的负担，同样会加速腰肌的损伤（如图19-6）。

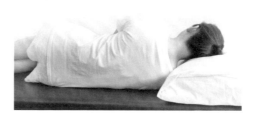

图19-6 腰椎弯曲

5．感受风寒"寒主收引"，遭遇风寒侵袭后，腰部肌肉筋膜会收紧、紧张，气血运行不畅，诱发腰痛。像一些年轻女性爱穿露腰装，久而久之，腰部势必会遭受风寒邪侵袭，发生腰痛。

6. 先天畸形

有腰部有结构性缺陷的，如脊柱隐裂、腰部椎弓根先天未愈合的腰椎滑脱，都会降低腰椎的稳定性，使得腰部肌肉所承受的力量不均匀，加重腰肌的损伤。

中医对腰肌劳损的认识：

中医认为腰肌劳损属于"腰痛""筋伤"等范畴；从病因角度分析，除了感受风寒湿邪以外，还有素体虚弱。即这个人身体一向不太好，缺乏锻炼，腰背肌的力量相较于健康人来说就会相对薄弱一些，稍微活动下腰部或者长时间维持一种姿势之后，会给腰部肌肉造成静力性的损伤，引起腰痛。中医把腰肌劳损按照病因分为四型：寒湿型、湿热型、淤血型、肾虚型。寒湿型主要是因为受到风寒湿邪气的侵袭，症状为腰部疼痛，遇寒加重，喜热怕冷；湿热型和寒湿型的病因原则上差不多，温蕴生热阻滞在腰部，造成经脉郁阻而生腰痛，主要症状为腰骶疼痛，牵掣拘急，痛处伴有热感，每于热天或腰部着热后疼痛加剧，遇冷痛减，会觉得口渴但是不想饮水；淤血型主要症状为痛处固定，或胀痛不适，或痛如锥刺，日轻夜重，或持续不解，活动不利，甚则不能转侧，痛处拒按，通常会有腰部劳损史或者外伤史；肾虚型主要是因为先天体质虚弱，加之操劳过度等导致人体肾精亏损，无以濡养筋脉而发生腰痛。以腰部酸痛乏力，喜按喜揉，腿膝无力，遇劳更甚，卧则减轻，常反复发作等为主要症状，这也是腰肌劳损较为常见的类型。大家平时可以结合自己的症状判断自己属于什么类型，中医治疗腰肌劳损的主要原则主要是以温通经络、舒筋活血、解痉止痛为主。艾叶的功效有温经止血、散寒止痛等，若用灸法，既能温通经络，又能舒筋活血，还可以解痉止痛，后面将会详细介绍如何使用艾灸。如果再配合一些推拿手法及导引，效果会更明显。

腰肌劳损需要去医院吗？

如果腰痛反复发作，自我锻炼和治疗后未见好转，需要到医院进一步诊治。如果腰痛的过程中出现了腿痛、腿麻的情况，则需要去做腰椎CT或者MRI来明确诊断。

假如觉得自己症状较轻或者没时间去拍片子，那如何进行徒手检查呢？

本病例中的李某体型偏瘦，本身腰部肌肉力量就比较薄弱，在腰部扭伤之后也一直没有系统地治疗，最终导致了腰部的损伤；而张某长期重体力劳动，腰部肌群负荷过重，也形成了肌肉的损伤，损伤之后必然产生疼痛。

下面介绍一下徒手检查的方法。

腰部肌肉僵滞，可以在腰部竖脊肌，即腰部正中线两旁一侧或者双侧摸到条索状物，尤其是第三腰椎横突旁，非常容易出现损伤，压痛明显（如图19-7）。

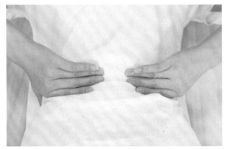

图19-7 徒手检查

诊 断 要 点

病史： 腰部扭伤，姿势不当，长期站位或者坐位。

症状： 腰部酸胀，久坐、久站加重，休息可缓解。

体征： 腰部压痛广泛，竖脊肌、髂骨有压痛，腰部肌肉僵硬，会在竖脊肌摸到条索状物。

辅助检查： X光片可能会看到腰椎生理弧度的改变、脊柱侧弯、骨质增生等。

自我治疗

灸法：

肾俞穴[1]，大肠俞穴[2]，夹脊穴[3]，腰阳关穴[4]，命门穴[5]（如图19-8）。选取长20cm长的艾条，点燃一端，距离上述穴位皮肤2～3cm，每穴灸5分钟，灸至皮肤温热发红为度。注意：艾条燃烧时间较长时需要将灰抖到烟灰缸，否则会有烟灰掉下来烫伤皮肤的危险；操作时也需要谨慎防止烫伤。

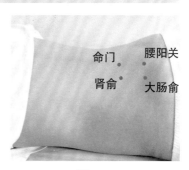

图19-8

推拿：

1. 用一手的掌根在腰部两侧膀胱经来回按揉，也可将另一只手的掌根叠在操作的那只手上，以加强力量的渗透，推拿时间约为5分钟，以局部有温热感为度（如图19-9）。

2. 随后沉肩垂肘，左手拇指压住右手拇指指面或者用肘关节来弹拨两侧竖脊肌，约5分钟（如图19-10）。

---

[1]肾俞穴：第2腰椎棘突下，后正中线旁开1.5寸。

[2]大肠俞穴：第4腰椎棘突下凹陷中，后正中线旁开1.5寸。

[3]夹脊穴：坐位低头时，脊柱最高点为第七颈椎，由第七颈椎垂直向下推17个椎体，分别是第一胸椎（12个胸椎）至第五腰椎（5个腰椎），旁开0.5寸，一侧17穴，共34穴。

[4]腰阳关穴：叉腰下滑时骨盆最突出处横对第4腰椎，第4腰椎棘突下凹陷中，后正中线上。

[5]命门穴：取一线过肚脐中点，然后水平绕腰腹一周与后正中线交点。

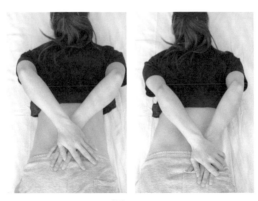

图19-9

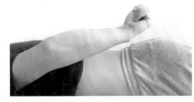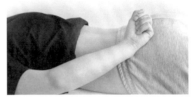

图19-10

3. 最后用单手拇指指面按揉双侧肾俞穴、夹脊穴、阿是穴[1]，每穴按约1分钟。注意不要过度推拿，否则会加重局部的炎症，越来越疼（如图19-11）。

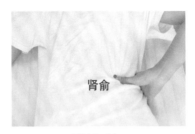

肾俞

图19-11

———————————

[1] 阿是穴：以痛为腧，痛点的位置。

导引：

1. 双手抱膝：

平躺屈膝，用双手抱住两腿膝盖，慢慢朝胸口抱紧，尽量最大程度使得膝盖能贴到胸口，保持1分钟，重复5次。如果单凭自己的力量无法让两腿膝盖靠近膝盖，可以让家人或者朋友帮忙压一压膝盖，

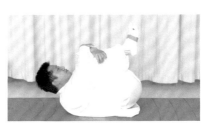

图19-12 双手抱膝

切忌用较大的力量猛然下压，这样很可能损伤我们的腰部（如图19-12）。

2. 飞燕式：

身体俯卧于床，以腹部为支撑点，双臂向前伸直平举，胸部及四肢同时抬离床面，四肢也要伸直，头向上抬起，每次持续3~5秒，重复5次。注意不可突然用力或者不能幅度过大，不然会事与愿违，加剧腰部的疼痛（如图19-13）。

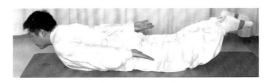

图19-13 飞燕式

3. 核心力量：

身体俯卧于床上或瑜伽垫上，用两手的前臂及双脚着地支撑，保持身体在一条直线上（如图19-14），维持30秒，可重复1~2次，由于此动作较前两个更吃力一些，一开始做的时候时长和次数可以相对减少，到后期可慢慢延长时间、增加次数。

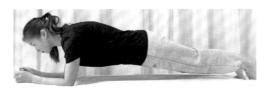

图19-14 核心力量

日常保健：

1. 物理干预：可以用热水袋、热毛巾等敷于腰部，以保暖止痛。

2. 人为干预：首先要保持良好的姿势，若因工作需要久坐久站，也应隔1~2小时就起来活动腰部；其次要注意腰部保暖，尤其是女性；接着应调整床垫的厚度，不宜过硬或者过软；最后当腰部出现扭伤时，应及时去医院治疗，不可拖延病程（图19-15）。

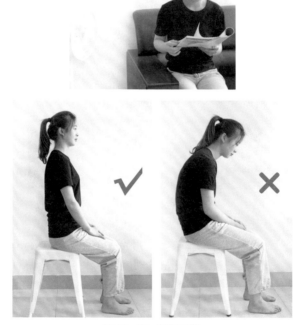

图19-15 坐姿示范

【注意事项】

1. 腰部先天畸形、有严重外伤史等，慎用导引推拿治疗。

2. 若症状反复加重，甚至出现行走困难、下肢麻木等症状，应及时就医。

3. 年龄较大的患者应前往医院就诊，不可盲目使用推拿或者导引疗法。

20 腰骶部坠胀
——是椎间盘突出了还是腰椎滑脱了？

患者甲："医生，您好！我腰部疼痛了好长时间了，总是反反复复，尤其是久坐了或者久站了更严重，还有受凉之后腰痛也会加重，休息又好一点。最近我感觉情况更重了，除了腰痛还会有腰部、臀部往下坠的感觉，医生，我这腰痛是个什么情况啊？"

患者乙："医生，您好！我这几天加班时间有点长，突然腰就疼起来了，除了腰疼还感觉有腰骶部的坠胀感，休息了几天也没有啥缓解，腰疼的时间倒不长，但是我感觉我的情况应该很严重，有点担心，医生，我这会是什么病呀？"

相信生活中有很多人和上述两位患者有着相似的经历，那么，接下来我们就一起来认识腰痛伴腰骶部坠胀是因何而来，又该如何治疗和预防。

为什么会腰骶坠胀?

腰痛是我们日常生活中很常见的一个症状,产生腰痛的原因有很多,伴随的症状也不尽相同。在对上述病症进行分析前,我们首先要了解一下腰椎和骶椎之间的关系。

我们的脊柱从上往下可分为颈椎、胸椎、腰椎、骶椎和尾椎,腰椎位于骶椎的上面,腰骶椎唇齿相依,二者在生理和病理上相互联系、相互影响,腰部的疾患可伴有骶部症状,骶部疾患亦可诱发腰部症状。下面我们按病位的顺序来解释:

1. 病位在腰部

当腰痛伴腰骶部坠胀根源在于腰部时,我们就要先认识一下我们的腰部。和颈椎一样(第1、2颈椎除外),相邻的两个腰椎之间有一个结构,叫腰椎间盘。

腰椎间盘类似于我们日常生活中夹在螺丝与螺帽之间的橡胶垫片,不坚硬且很有弹性。对于螺丝来说,它不但可以避免螺丝和螺帽之间互相的磨损,还可以减轻外力的冲击,个体虽小但是必不可少。腰椎间盘由位于中央的髓核、包围着髓核的纤维环及下方的软骨板组成,椎

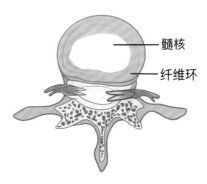

图20-1 腰椎间盘

间盘有保持脊柱的生理功能、维持椎间隙、适应脊柱活动及减轻震荡等作用(如图20-1)。

当椎间盘受到的应力超出了其自身的承受极限时,纤维环便会发生破裂,中央的髓核会从破裂的纤维环凸出来,压迫椎管中央的硬膜囊或神经根,造成日常生活中最常说的腰椎间盘突出症。

这就相当于我们用的螺丝上的橡胶垫片由于长期使用而磨损,

橡胶垫片上受力变得不均匀，当被磨损了的橡胶垫片受到的压力增大时，有一部分就从螺丝与螺帽的缝隙之间被挤出来。腰椎间盘突出症的主要症状之一就是腰痛，如果突出的椎间盘压迫神经根，还会产生腿痛。临床上，当腰椎间盘急性突出时，会产生腰痛和下肢腿痛和麻木等症状。那么，腰椎间盘突出和腰骶部坠胀又有什么关系呢？

下面我们接着认识腰椎和骶椎。腰椎的后缘和椎弓构成椎孔，上下的椎孔相连形成椎管，椎管里有什么东西呢？脊髓、神经和血管（如图20-2）。

骶椎长什么样呢？第5腰椎下方有一块外形像倒三角形，底向上，尖向下的骨头就是骶骨（如图20-3）。骶骨上有个通道叫骶管，骶管连着腰椎椎管，类似贯穿上下楼层间的电梯通道。值得注意的是，第3腰椎是个分水岭：腰3以上的通道里容纳了脊髓、神经和血管；腰3以下除了神经和血管以外，脊髓演变成了马尾和终丝。

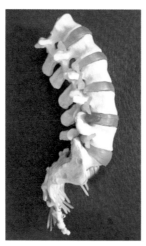 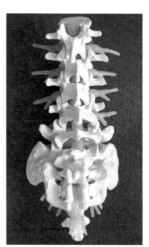

图20-2 腰椎　　　　　　图20-3 骶椎

　　椎管内有个非常重要的囊状结构叫硬膜囊，里面包裹着脊髓。第3腰椎以下，包裹的是马尾和终丝，相当于是它们保护套。

　　问题回到椎间盘突出上来，当突出的椎间盘压迫到椎管内硬膜囊时，里面的脊髓或马尾终丝也会因为突出的轻重程度不同表现为不同的症状。当腰5～骶1节段的硬膜囊受压时，会出现其所支配的腰骶部异常感觉，如坠胀、疼痛等。

　　此外，腰部还有一种常见病理情况也会出现文中所描述的症状，那就是——腰椎滑脱症。为什么腰椎滑脱症也会出现腰痛伴骶部坠胀？

　　要回答这个问题，我们得先认识一下什么是腰椎滑脱症。

　　腰椎滑脱是指某一腰椎相对于下位腰椎出现向前、向后或向侧方移位的现象。其中，向前滑脱最为常见（如图20-5）。我们可以把腰椎滑脱想象成我们搭积木的情形，搭积木时，如果没有把上下相同积木的边角对齐，积木就会产生倾斜甚至歪倒，此时，两个倾斜没有对齐的积木就类似于滑脱的腰椎。由于人体的腰椎向前弧形弯曲，理论上讲，腰椎都有向前滑脱的趋势。轻微的腰椎滑脱可能没有任何症状，这个时候，只能叫腰椎滑脱，还不能称之为腰椎滑脱症。这二者有什么区别呢？一字之差又有什么意义呢？简单地说，只有腰椎滑脱

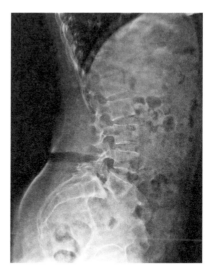

图20-5 腰椎滑脱

产生了疼痛或腰部坠胀、下肢疼痛麻木的不适症状，才能称之为腰椎滑脱症。

根据腰椎滑脱的类型，可分为真性滑脱和假性滑脱；按照滑脱的程度，由轻到重可以分为Ⅰ°、Ⅱ°、Ⅲ°和Ⅳ°，度数越大滑脱越严重。真性滑脱多由于先天发育的问题如腰椎的椎弓根部没有长好，或外力等因素导致椎弓根断裂，出现了真性滑脱；假性滑脱多由于椎间盘的退变等原因，导致椎间隙变窄，韧带松弛，腰椎稳定性下降而出现向前的滑移。真性滑脱几乎都需要做手术进行固定，以免滑脱加重；假性滑脱大多可以选择保守治疗，只有超过Ⅱ°的腰椎滑脱，才考虑手术固定。但无论是真性滑脱也好，假性滑脱也罢，都会出现相似的症状，如患者多有慢性腰骶部坠胀疼痛，劳累后加重。如果腰椎滑脱严重，导致或者伴随腰椎管狭窄，那么患者还可能会出现腰骶部坠胀疼痛，双下肢疼痛麻木、酸痛等症状。严重的患者会出现典型的"间歇性跛行"，即走路一段时间后腰部坠胀疼痛及双下肢胀痛难忍，需要坐下来休息几分钟后才能继续行走。腰椎滑脱伴有椎管狭窄症，说明病情已经很严重，属于临床上所说的难治性腰腿痛。

2. 病位在骶髂部

为什么骶髂部的问题也会出现腰骶部坠胀疼痛呢?

在解释这个问题前我们依然还是先认识一下骶髂关节。骶髂关节是由骶骨和髂骨耳状面相构成的关节，骶髂关节是脊柱的底座，是脊柱连接下肢的枢纽（如图20-6）。犹如堆积木游戏时的基底部分，当高高的积木底层出了问题，那么位于上层的积木的稳定性就会受到影响。同样的道理，当我们的骶髂部出了问题，上面的腰骶部也会发生相应的病症，如临床中最常见的骶髂关节损伤。

骶髂关节损伤是指骶髂关节及其周围韧带等软组织受到外力作用或自身不良姿势造成的损伤，其临床表现为腰骶部疼痛，患侧臀部及臀外侧酸痛，腹股沟处疼痛或下腹部胀痛等。

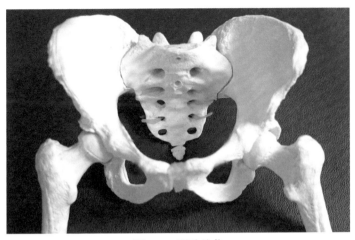

图20-6 骶髂关节

3. 其他方面

人体是一个结构复杂的整体，位于体内的脏腑器官发生病变时我们也会表现出相应的症状。如发生泌尿系统疾病及妇科疾病时亦会出现腰部疼痛伴腰骶部坠胀。有些情况如椎管内长了肿瘤，骶管内有较大的囊肿，压迫马尾神经，就出现腰骶部的坠胀和疼痛。

这病能治好吗？

腰骶骨坠胀的病因比较复杂，明确诊断往往需要在详细询问患者病史的同时，进行详细的专科检查，完善相关检查如X线、CT、核磁共振等以明确诊断。有时很多疾病会表现出相似的症状，而某一症状的出现也会有很多原因。轻中度和部分慢性的腰椎间盘突出症、腰椎滑脱症及骶髂关节损伤如早期进行诊断治疗，一般情况下，大多预后良好，中医针灸、针刀、推拿、正骨整脊、理疗等保守治疗措施均有一定疗效；巨大的腰椎间盘突出症、Ⅱ°以上的腰椎滑脱症及椎管狭窄症往往预后较差，必要时可采取手术治疗。

诊 断 要 点

病史： 有反复腰痛病史。

症状： 腰骶部坠胀疼痛，久坐久行后加重，休息可缓解。

体征： 腰骶部、臀外侧广泛压痛，竖脊肌、骶髂关节附近压痛，腰部肌肉僵硬。

辅助检查： 腰椎CT/MRI检查提示腰椎间盘突出，腰椎滑脱或椎管狭窄。

自 我 治 疗

灸法：

腰阳关穴[1]，命门穴[2]，大肠俞穴[3]，腰眼穴[4]，阿是穴[5]，肾俞穴[6]、委中穴[7]、等穴位（如图20-7、20-8）。

每穴灸5分钟，灸至皮肤温热发红为度。百会穴[8]、

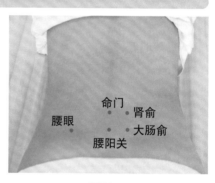

图20-7

---

[1]腰阳关穴：叉腰下滑时骨盆最突出处横对第4腰椎，第4腰椎棘突下凹陷中，后正中线上。第4腰椎棘突下凹陷中，后正中线上。

[2]命门穴：取一线过肚脐中点，然后水平绕腰腹一周与后正中线交点。第4腰椎棘突下凹陷中，后正中线上。

[3]大肠俞穴：第4腰椎棘突下凹陷中，后正中线旁开1.5寸。

[4]腰眼穴：直立时，约横平腰阳关两侧呈现的圆形凹陷中。第四腰椎棘突下，后正中线旁开约3.5寸凹陷中。

[5]阿是穴：没有固定的位置和名称，以痛点为穴位。

[6]肾俞穴：第2腰椎棘突下，后正中线旁开1.5寸。

[7]委中穴：膝盖后正中点。

[8]百会穴：两耳尖与头正中线连线交点。

玉枕穴[1]、风池穴[2]三穴则头发遮挡，可距离3cm反复顺时针或逆时针旋转灸。

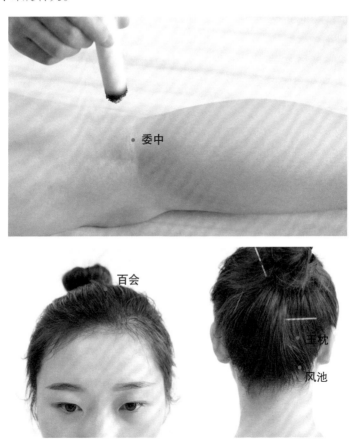

图20-8

---

[1] 玉枕穴：后头部，约平枕外粗隆上缘的凹陷中。

[2] 风池穴：后头部下两条大筋外缘的凹陷处，此凹陷大致与耳垂齐平。

推拿:

1. 将推拿介质涂擦腰部督脉及两侧膀胱经，双掌以适当的压力自命门穴至十七椎上下推擦20～30遍，以透热为度（如图20-9）。

2. 以同样的方式自肾俞穴至边上下推擦20～30遍；手握拳状，自两侧臀外酸痛区域至中渎穴[1]上下叩击40～50余下（如图20-10）。

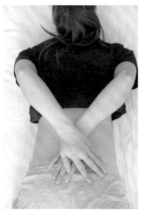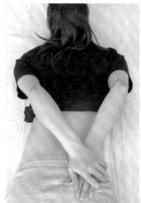

图20-9

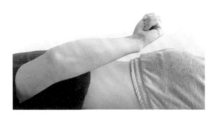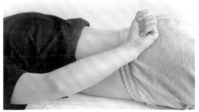

图20-10

---

[1] 中渎穴：掌心贴于大腿，中指指尖下为风市穴，风市直下两横指。

导引：

式前准备：

1. 精神放松，形意合一。

练习本功法要求精神放松，意识平静，不做任何附加的意念引导。通常不意守身体某个点或部位，而是要求意随形体动作的运动而变化。

2. 呼吸自然，贯穿始终。

练习本功法时，要求呼吸自然、柔和、流畅，不喘不滞，以利于身心放松、心平气和及身体的协调运动。相反，若不采用自然呼吸，而执著于呼吸的深长绵绵、细柔缓缓，则会在与导引动作的匹配过程中产生"风""喘""气"三相，即呼吸中有声（风相），无声而鼻中涩滞（喘相），不声不滞而鼻翼煽动（气相）。这样，习练者不但不受益，反而会导致心烦意乱，动作难以松缓协调，影响健身效果。因此，习练本功法时，要以自然呼吸为主，动作与呼吸始终保持柔和协调的关系。此外，在功法的某些环节中也要主动配合动作进行自然呼或自然吸。

3. 刚柔相济，虚实相兼。

本功法动作有刚有柔，且刚与柔是在不断相互转化的；有张有弛，有沉有轻，是阴阳对立统一的辩证关系。

4. 循序渐进。

练式过程中当心平气静，持之以恒，不急功近利，从而达到"练形、练神、练气"的目的，实现内外兼修。

第一式：青龙探爪

口诀：青龙探爪，左从右出，修士效之，掌平气实，力周肩背，围收过膝，两目平注，息调必谧。

动作姿势：（如图20-11）

（1）上身微俯，两手握拳，缓缓自身前提起，置于腰间，拳心朝上，同时配合吸气。舌尖轻抵上腭。

（2）右拳以拳面抵于章门穴，左拳变掌上举过头，腰身缓缓屈向左侧，使左腰充分收缩，右腰极度伸展。掌心朝下，舌尖轻抵上腭，自然呼吸，眼看左掌。

（3）屈膝下蹲，左手翻转掌心朝上，手背离地面少许，沿地面自左方，径前方划弧至左脚外侧。

（4）右拳变掌落下，同时身体亦随之转正，两握拳。直立，左掌同时提至左章门穴。右手动作与左手动作同，唯左右相反。

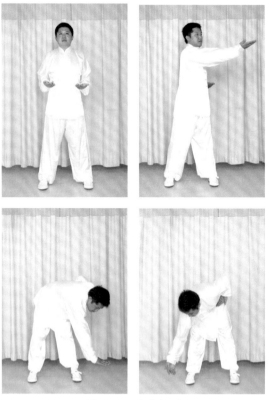

图20-11 青龙探爪

第二式：饿虎扑食

口诀：两足分蹲身似倾，屈伸左腿相更，昂头胸作探前势，偃背腰还似砥平，息息调远均出入，指尖着地赖支撑，降龙伏虎神仙事，学得直形也卫生。

动作姿势：（如图20-12）

上身微俯，两手握拳，缓缓自身前提起，径腰间肘掌心朝上，身直胸展。不停，两拳顺着胸部向上伸，拳心转向里，同时屈膝、屈胯、微蹲蓄势，配以深长吸气。

左脚踏前一步，顺势成左弓步，同时臂内旋变掌向前下扑伸，掌高与胸齐，眼视两手。在扑伸的同时发"哈"声吐气。不停，身体前倾，腰部平直，将胸中余气呼尽，顺势两手分按至左脚两侧。头向上略抬，两眼平视及远。极目远眺。

前两个动作要协调一致。两脚不动，起身后坐同时两手握拳，沿左腿上提。其他动作与前述之动作同。如此共扑伸3次，左脚收回，右弓步动作与左弓步同，唯左右相反。

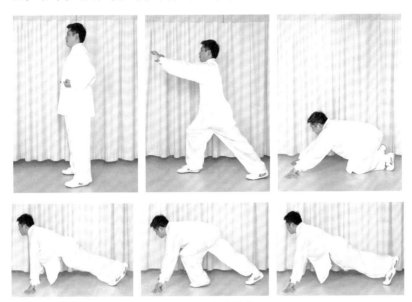

图20-12 饿虎扑食

第三式：掉尾势

口诀：膝直膀伸，推手自地、得。瞪目昂头，凝神壹志，起而顿足，21次，左右伸脑，以七为志，更坐作功，盘膝重眦，口注于心，息调于鼻，定静乃起，厥功准备。

动作姿势：（如图20-13）

两手分别自身侧高举过头。两掌相合，提顶、伸腰、展臂、提起脚跟极力高举。

脚跟落地，两脚踏实，同时两掌落至胸前。十指交叉翻转，掌心朝外，两臂也随之前伸，展直。翻掌朝下，在身前徐徐下降至裆的部位后，弯腰前俯，继续下按至地。膝不可屈，如有未达，不可勉强。下按至终点时，昂头，舌抵上腭。如此俯仰躬身重复举按3~5次。天长日久，掌可逐渐靠近地面，则腰身柔若童子。

转腰向左方，两脚不移，仅左脚步变虚，右腿变实，右膝微屈。同时两手保持交叉状态，沿地面划弧移至左脚外侧。两臂保持伸展，自左方高举转头，掌心朝上，仰面观天，拧腰180°转向右方，徐徐弯腰右方俯身，下按至右脚步外侧，如未达到，不可勉强，可继续俯仰3~5次，以后逐渐靠近地面。

最后一次下按右脚外侧时，伸舒腰身两臂随之高举过头。继之拧腰转身至正前方。两掌相合，徐徐降至胸前。两掌缓缓分开，十指相对，下按，两手分开，自然下垂于两胯旁，恢复成预备桩功式。两脚跟起落顿地3~21次。

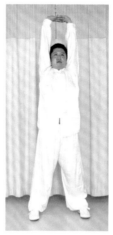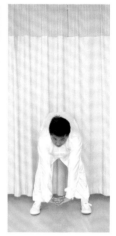

图20-13 掉尾势

预防：

1. 避免久坐久站，养成良好的姿势和习惯。当我们久坐久站后感觉腰部不舒时，可进行腰部肌肉放松。如双手握拳，轻叩腰眼处，或用手按揉腰部，每次两分钟左右；双手掌搓热后紧贴于腰眼处，停留片刻，而后再进行旋转按揉。

2. 加强腰背肌力量训练，增强脊柱内在稳定性。如进行倒走可加强后背部肌群力量，但是需注意安全；还可以进行游泳训练。

3. 进行运动前先进行热身活动，避免进行突然的剧烈的运动。

4. 身体如疼痛不适时应早诊断，早治疗，切勿讳疾忌医。

突然扭到腰
——是腰肌扭伤还是错位？

案例一：张先生，45岁，搬运工。在搬运货物时，不慎用力过大，突然感到腰部疼痛，活动困难，行走不便，朋友搀扶而来。

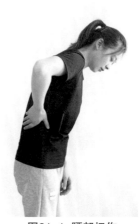

图21-1 腰部扭伤

张某："医生，快来帮我看看我的腰是不是断了啊？刚刚搬东西时闪了一下腰，现在动都动不了了，一动就疼得要命。"

医生："您先别急，先慢慢躺下，您这情况未必就是骨折，很常见，不用过于担心。"

张某："刚刚就是帮人搬木头，大概百十来斤，可能是起身的时候没有站稳，估计是闪到腰了，现在动都动不了了。"

医生："我们的腰部构造很复杂，有很多结构组成，由腰椎、椎后关节、椎间盘、肌肉、韧带筋膜软组织等构成。如果弯腰过于迅猛，或者负重下弯腰幅度过大，腰部的肌肉、韧带筋膜被急性拉伸，就很容易导致损伤，引起腰部疼痛和弯腰困难，我们叫作急性腰扭伤。"

张某："那我现在应该怎么治疗呢？还有很多事情要做呀，能治好吗？"

医生："别急，先给您检查一下……"

什么是急性腰扭伤？

急性腰扭伤，俗称"闪腰"，是指腰背部肌肉、筋膜、韧带等软组织急性损伤，多为突然受到扭、挫、闪等直接外力或间接外力的作用，超越腰部所能承受的能力，出现以腰部疼痛、活动受限为主要表现的疾病。

患者常见于青壮年，以体力劳动者、运动员最为常见。男性多于女性，急性腰扭伤若失治、误治，或治疗不及时，会转变为慢性腰肌劳损，腰部反复酸痛，经久不愈。有慢性腰肌劳损的人因为腰部肌肉的肌力、耐力和韧性下降，更容易发生急性腰扭伤。一般来说，急性腰扭伤可以根据患者的诉说及受伤后以手护腰的姿势来进行判断，但在做出决断时仍然需要重点询问患者的病史，了解其生活和工作习惯。事实上，很多患者在发生急性腰扭伤之前，已经有长时间的慢性腰肌劳损病史了。

伤到腰就一定是急性腰扭伤吗？

很多人一旦扭到了腰部，马上想到的就是急性腰扭伤，拉到了"筋"。有这种想法不奇怪，因为用手摸腰部，首先摸到的是皮肤和肌肉，而且摸到的地方刚好是疼痛的位置，就会想当然地认为是拉到了腰部肌肉。然而，临床中还要一个病非常容易跟急性腰扭伤相混淆，有时候连专业的专科医生都很难分辨，这个病就叫腰椎小关节紊乱。

腰椎小关节紊乱就是我们常说的"骨错缝"。虽然照片子看不出骨头有多歪，诊断上有争议，但经过推拿正骨治疗后症状能够立马消失80%~90%，是推拿手法治疗效果最好的疾病。与急性腰扭伤很相似，有慢性腰肌劳损的患者也容易发生腰椎小关节紊乱。

急性腰扭伤和腰椎小关节紊乱有什么不同呢？

简单地说，急性腰扭伤主要伤及腰部肌肉、筋膜和韧带，部位多位于一侧，严重者可发现损伤一侧肿胀隆起，活动时左右侧弯腰受限，尤其是朝伤侧弯腰疼痛更明显，严重的患者常手扶伤侧腰部行走；腰椎小关节紊乱主要因异常的外力或突然起身伤及腰部后关节，疼痛多以损伤的腰后正中稍靠两侧为主，弯腰和左右侧屈均受限，尤其是弯腰、下蹲、起床比较困难，严重的患者往往双手叉腰行走。在临床中，急性腰扭伤的同时还伴有腰椎小关节紊乱，也是比较常见的。

老年人伤到腰和年轻人一样吗？

老年人扭到腰一定要重视。有研究统计，70岁以上的老人扭到了腰，几乎95%以上会发生胸腰椎压缩性骨折。因为老年人骨质疏松，扭到腰的同时往往伴随骨折，其中以胸腰结合部附近的骨折最为常见，如第12胸椎到第2腰椎。因此，老人扭到了腰，当务之急就是到医院拍片子排除压缩性骨折，而不是自己贴膏药或自我按摩、锻炼。尤其是糖尿病的患者，非常容易出现骨质疏松，扭到腰了更要引起重视。

此例中，张先生身处中年，因搬运货物时用力不慎，导致腰部突然疼痛。给他做专科检查后发现，张先生右侧腰部压痛明显，翻身困难，为了排除张先生的顾虑，还是给他拍了腰椎的X光片，排除了骨折的可能。因此，几乎可以判定，症状的产生跟他弯腰搬运货物有关。因为突然地发力，导致一侧肌肉筋膜突然收缩而出现急性损伤。急性腰扭伤一般预后良好，平卧休息后有助于损伤的软组织修复。但是，如果患者之前有腰椎间盘突出、腰椎滑脱等老毛病，扭到腰后还是要尽快到医院诊治，排除老毛病加重或复发的可能。

诊断要点

病史：有腰部扭伤史，有长时间复发腰部酸痛的现象。

症状：抬重物或不当姿势下突然起身后腰部疼痛，活动受限，严重者不能久行、久坐、久立，翻身困难，影响正常生活。

体征：一侧腰部有压痛和叩击痛，有时疼痛会放射到同侧臀外侧，咳嗽、喷嚏时疼痛加重，腰部侧屈、旋转及翻身受限制。

辅助检查：腰椎X光片或腰椎CT检查，除了常规的退行性改变外，未见骨折等情况；对于严重的急性腰扭伤，腰椎MRI检查可发现损伤肌肉的肿胀、水肿等情况。

自我治疗

灸法：

后溪穴[1]、腰痛穴[2]、委中穴[3]、阿是穴[4]（图21-2）。

选取长20cm的艾条，点燃一端，距离上述穴位皮肤2~3cm，每穴灸5分钟，灸至皮肤温热发红为度，可反复施灸。

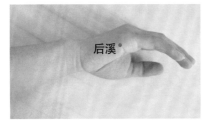 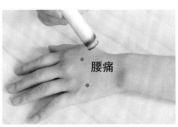

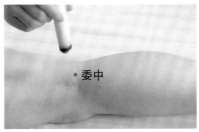

图21-2

推拿：

1. 用推拿介质或消肿止痛药物涂于损伤的局部，以掌擦法自上而下擦揉3~5分钟，以局部透热为度（如图21-3）。

---

[1]后溪穴：半握拳时，小指掌指关节皮肤最尖端处。

[2]腰痛穴：在手背，第2、3掌骨间及第4、5掌骨间，腕背侧远端横纹与掌指关节的中点处，一手2穴。

[3]委中穴：膝盖后正中点。

[4]阿是穴：以痛为腧，痛点的位置。

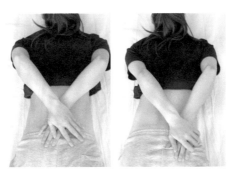

图21-3

2. 然后以拇指自上而下沿着损伤一侧腰肌的外缘推揉5~10次，配合向健侧的侧屈，可以边推揉边侧屈（如图21-4）。

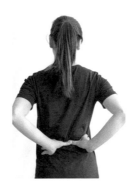

图21-4

3. 最后，可自行躺在床上进行抱膝，对深度痉挛的肌肉进行牵拉（如图21-5）。

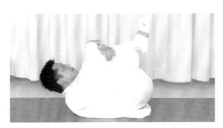

图21-5

导引：

急性腰扭伤不建议导引锻炼，需等病情缓解，腰部活动功能改善后再进行。

飞燕式：

患者俯卧于床上，抬头挺胸，双手及双腿用力向后伸直，且使头部及四肢离开床面，时间以患者可以耐受的极限为度，休息1分钟后做第1次，一日3组，每组3次。（详见本书第136页）

预防：

1.有慢性腰肌劳损的病史，平时需要加强腰部核心肌力的训练，如飞燕式、弓弦法。腹肌和腰背部肌肉力量加强了，肌肉的耐力就会随之提高，也不容易出现劳损，还可以多进行游泳锻炼。

2. 正确地搬运重物，腰肌劳损很大一部分是因为急性腰扭伤后疏于治疗导致的，所以搬运时，不可操之过急，如果有条件的话，可以穿戴护腰后进行搬运。

3. 正确的坐姿，避免久坐久站。

4. 注意腰部的防寒保暖，及时随天气添减衣物。

5. 控制体重，过量的体重也会给腰部增加负担，所以减肥也可以保护腰部。

6. 睡觉的床不能太硬或太软。

【注意事项】

1. 老年的急性腰扭伤及平时有腰椎间盘突出症、腰椎滑脱症、腰椎椎管狭窄症等病史的急性腰扭伤者需要尽快到医院就诊。

2. 腰椎滑脱症患者，禁用后伸类引导功法。

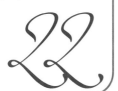

久坐也伤腰
——不荣也痛

李先生，40岁，程序员，工作关系有长时间久坐的习惯，有时一坐就是一个下午。近来腰部隐痛，久坐后起身困难，弯腰不太灵活。

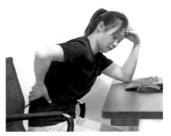

图22-1 腰部隐痛

李某："医生，我最近总感觉腰部隐隐的酸痛，坐久了更明显，早上起床弯腰刷个牙都觉得酸痛，您帮我看看是怎么回事？"

医生："您发现腰部酸痛有多长时间了？除了腰部酸痛外还有什么症状？"

李某："前前后后1、2年了，这病太折磨人了，痛又不是很痛，让人非常地烦躁。"

医生："您这情况，很像腰肌劳损。腰肌劳损就是这样一种折磨人肥肉疾病，但不用太焦虑，这个病经过治疗，再配合导引锻炼，是可以治好的。"

什么是腰肌劳损？

腰肌劳损是个笼统的概念，又被称为"腰背肌筋膜炎""慢性腰部劳损"等，指的是腰部的肌肉、筋膜、韧带等软组织发生了慢性疲劳性损伤。腰肌劳损一般起病缓慢，病程比较长，病情还受患者的坐姿、天气变化等因素的影响。本病多因急性腰扭伤治疗不当或治疗不彻底发展而来，也有些患者腰椎有先天的畸形，腰部肌肉的承受能力较差。

腰肌劳损的诊断不算困难，但也不能一听到患者说腰部酸痛，久坐后加重就认为是腰肌劳损。事实上，腰椎间盘突出症、腰椎滑脱症等疾病的急性发作期也会出现腰痛，且久坐后加重，这些病治疗的原则都建议卧床休息，以减轻腰椎的负荷，和腰肌劳损不一样。

如何避免腰肌劳损？

腰肌劳损又叫慢性腰肌劳损，说明本病是慢慢发展而来的，和急性腰扭伤突然发病有着本质的区别。急性腰扭伤是在外力的作用下不经意之间发生的，也就是说，患者压根就搞不明白为什么抬个东西腰突然就不行了；腰肌劳损则是在长年累月中形成的，发病的原因包括不正确的体位和姿势、久坐、急性腰扭伤治疗不彻底以及感受风寒湿邪等。在所有病因当中，久坐及不正确的体位和姿势应该说排在第一位。

诊 断 要 点

病史： 因长期保持固定姿势或感受风寒所致。

症状： 一般是以腰部隐隐作痛，疼痛范围较广，反复发作，且劳累时加重，胖子多见。

体征： 腰部两侧深层肌肉压痛。

腰肌劳损一般预后良好，但是如果不能纠正生活方式，则容易复发，所以还需要进行腰背肌锻炼。

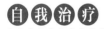

灸法：

肾俞穴[1]、腰阳关穴[2]、大肠俞穴[3]、委中穴[4]、阿是穴[5]（如图22-2）。

选取长20cm的艾条，点燃一端，距离上述穴位皮肤2～3cm，每穴灸5分钟，灸至皮肤温热发红为度，可反复施灸。

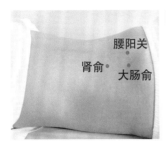
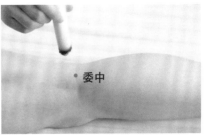

图22-2

推拿：

1. 用推拿介质或膏药涂于劳损区域，以掌擦法自上而下擦揉3～5分钟，以局部透热为度（如图22-3）。

---

[1]肾俞穴：第2腰椎棘突下，后正中线旁开1.5寸。

[2]腰阳关穴：叉腰下滑时骨盆最突出处横对第4腰椎，第4腰椎棘突下凹陷中，后正中线上。

[3]大肠俞穴：第4腰椎棘突下凹陷中，后正中线旁开1.5寸。

[4]委中穴：膝盖后正中点。

[5]阿是穴：以痛为腧，痛点的位置。

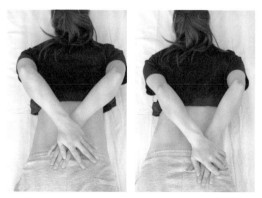

图22-3

2. 以拇指自上而下沿着劳损的腰肌外缘推揉10~20次,为了使推揉的力量渗透到深层组织,可以在腰部侧屈的状态下对拉伸侧进行推揉(如图22-4)。

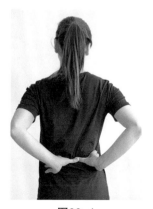

图22-4

导引:

1. 飞燕式:(图见本书P137)

身体俯卧于床,以腹部为支撑点,双臂向前伸至平举,胸部及四肢同时抬离床面,四肢也要伸直,头向上抬起,从每次保持10秒以上开始，以后逐渐增肌到每次保持3~5分钟。练习完毕后，腰部会感到酸胀甚至是无力不适感，都属于正常现象，休息十几分钟后不适感就会消失，代之以轻松的腰部体验。

2.弓弦法：（如图22-5）

预备式：患者取站立位，双腿打开与肩同宽，双手相扣放于身后屈曲；

一式：双肩关节充分后伸且内收，双肘关节充分伸直并离开躯干，双手紧扣并充分使足分离力；

二式：挺腹且腰尽力后伸；

三式：头充分后仰且眼睛睁大向后看；

四式：保持该姿势，全身用力，坚持的时间以及腰部后伸的程度以患者的耐受度为限；

收式：当患者坚持不住时，先收腹，再收肩，最后再收头，动作宜缓慢，不可一蹴而就；

休息半分钟，重复进行以上训练。

每天做3组，每组做3次，每组中间要间隔1小时以上。

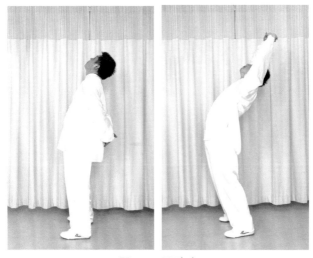

图22-5 弓弦法

预防:

1. 加强腰背肌核心肌力的训练,如飞燕式、弓弦法,以加强腰背部深层肌群的力量,提高耐力。

2. 避免搬抬重物。有腰肌劳损病史的,要尽量避免搬抬重物,以免造成急性腰扭伤。

3. 避免久坐久站。久坐1小时左右,需要做腰部拉伸、旋转等动作。

4. 注意腰部的防寒保暖,及时随天气添减衣物。

5. 控制体重,为腰部减压。肥胖会增加腰部的负担,所以减肥也是保养腰部的一种方式。

【注意事项】

巨大的中央型腰椎间盘突出症、腰椎椎管狭窄症、腰椎滑脱症及严重的骨质疏松症患者,不建议导引锻炼。

23

咔嗒一声
——腰不会动了

> 　　王先生，51岁，下蹲抬货物时突然听见咔的一声，腰部发生剧烈疼痛，活动困难，在人搀扶下才能行走。

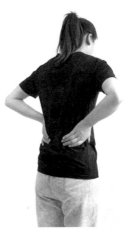

图23-1 腰部疼痛

> 　　王某："医生，今早我弯腰抬刚买的100斤米，刚扛起就听到腰上咔嚓一声，当即疼得要命，感觉腰断掉了，现在还是一直疼，不扶着点，走路都困难，不会是骨折了吧？"

> 　　医生："根据您说的情况，最好先拍个X光片排除一下有没有骨折，如果没有骨折，您这个情况应该就是小关节上的问题了。"

王某："医生，您说的小关节的问题到底是什么啊？这种病难治吗？需不需要手术啊？我这多久才能治好啊？"

医生："小关节紊乱如果发生在腰部，我们就称之为腰椎小关节紊乱，多由腰部不正确地活动或者突然负重引起。小关节紊乱虽然疼痛很剧烈，但完全不需要手术治疗，只要方法得当，1～2次就可治愈。"

什么是腰椎小关节紊乱？

腰椎小关节紊乱是因突然变换体位或突然受到外力使腰椎的小关节发生错位，引起的以腰痛伴腰部活动受限为主要临床表现的病症。本病又被称为"腰椎小关节错位""腰椎后关节错位"等，是引起急性腰痛的常见疾病。

腰椎小关节紊乱是如何发生的呢？

腰椎后关节又叫关节突关节（如图23-2），关节突关节表面被关节囊滑膜层覆盖，当我们弯腰时，后关节会发生较大的移动，如果这个时候突然变换体位，或突然受到较大地外力，关节突关节因受力不均匀就会发生错位，刺激分布到后关节囊滑膜层上的感觉神经，引发剧烈的疼痛。如果在弯腰的情况下突然负重，关节突关节受到突然的牵拉，也会导致囊滑膜层上的感觉神经受到卡压或刺激，诱发剧烈的疼痛。

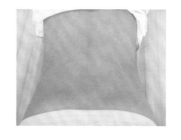

图23-2 腰部关节

腰椎小关节紊乱可以复位吗？

临床上治疗腰椎小关节紊乱有两个难点：确诊与治疗。

由于本病多在外力作用下突然发病，腰痛剧烈，活动困难，因此首先要排除有无骨折的情况。也就是说，拍腰椎的X光片是必须的，尤其是50岁以上的患者。此外，需要结合患者提供的病史，进行详细的专科检查，仔细询问哪个体位或哪个动作最痛，在排除骨折的情况下，对疼痛的区域进行触压、叩击，以明确病变的节段。

一旦确诊了，最重要的就是治疗。临床上治疗腰椎小关节紊乱最具特色的手段就是正骨整脊，它可以让错位的关节突关节复位。不用打针和吃药，只要找准错位的节段，让患者侧躺在床上，使用腰椎斜扳法就可以很快解除疼痛，疗效立竿见影。当然，在调整腰椎的过程中患者需要充分地放松和配合，手法调整过程中腰部往往会发出"咔咔"声。这是关节突关节分离的声音，大部分病人的疼痛和活动受限会在"咔咔"声中迅速改善。

什么情况下容易患腰椎小关节紊乱？

跟急性腰扭伤一样，有腰肌劳损的人容易患腰椎小关节紊乱。因为腰肌劳损的患者腰部的肌肉、韧带等软组织的力量及耐力都比较差，突然弯腰或抬重物会更容易让关节突关节发生错位，诱发疼痛和功能障碍。因此，加强腰背肌功能锻炼，无论对腰肌劳损还是腰椎小关节紊乱，都具有非常重要的意义。

诊 断 要 点

病史：腰部有负重或扭伤史。

症状：腰痛剧烈，咳嗽、翻身或坐后起身困难，往往以双手叉腰支撑行走，平卧时症状可稍缓解。

体征：脊柱两侧肌肉压痛、紧张、叩痛，屈膝屈髋（仰卧抱膝）困难。

影像学检查：照腰椎X光片或CT的目的是为了排除骨折，严重的错位者，腰椎正位片上可显示腰椎棘突偏歪，两侧小关节间隙不对称。

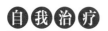

本病的主要病因在骨，而不是周围的软组织，所以需要专业的医生使用正骨整脊手法治疗。常规保健仅用于轻微的腰椎小关节紊乱。

灸法：

夹脊穴[1]、腰痛穴[2]、阿是穴[3]（如图23-3），选取长20cm的艾条，点燃一端，距离上述穴位皮肤2~3cm，每穴灸5分钟，灸至皮肤温热发红为度，可反复施灸。

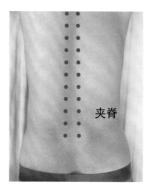
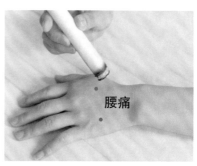

图23-3

---

[1]夹脊穴：坐位低头时，脊柱最高点为第七颈椎，由第七颈椎垂直向下推17个椎体，分别是第一胸椎（12个胸椎）至第五腰椎（5个腰椎），一侧17穴，共34穴。

[2]腰痛穴：在手背，第2、3掌骨及第4、5掌骨间，腕背侧远端横纹与掌指指缝连线的中点处，一手2穴。

[3]阿是穴：以痛为腧，痛点的位置。

推拿：

1. 用推拿介质或消肿止痛药涂擦疼痛区域，拇指朝后双手叉腰，以拇指朝脊柱方向按揉痛处2～3分钟；用掌擦法擦热腰后部及两侧5～10遍（如图23-4）。

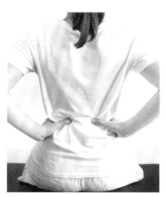

图23-4

2. 双手扶住桌子，双足尖着地慢慢下蹲，配合低头抬头动作，重复5～10遍（如图23-5）。

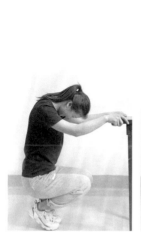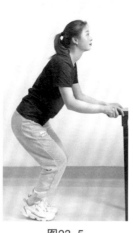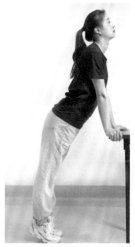

图23-5

导引：

本病属于急性发作，不建议导引功法锻炼，待疼痛缓解，功能改善，可进行飞燕功法锻炼，具体细节见本书第137页。

【注意事项】

1. 手法治疗前需拍腰椎X光片排除骨折。
2. 骨质疏松症患者不要贸然使用腰椎斜扳法。
3. 症状缓解后，需加强腰背肌功能锻炼。